「食道 / 胃 / 大腸がんの早期発見・予防 & 内視鏡」最前線

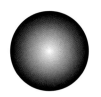

とよしま内視鏡クリニック
院長 豊島 治 著

推薦します

東京大学大学院医学系研究科 消化器内科学教授
小池和彦

推薦します

東京大学大学院医学系研究科 消化器内科学教授
小池和彦

　豊島治先生は、平成5年に東京大学医学部を卒業し、附属病院外科に配属され、外科医として消化管がんの診療に携わりました。その後に消化器内科にて、一般内科と内視鏡診療を研鑽し習得されました。平成14年に32歳の若さで、地元の成城学園前でクリニックを開院されました。

　外科の修練を続けてから内科を学んだのは、外科医時代に、がんは何よりも早期に発見することが大切であると痛切に感じ、がんの早期発見に有用である内視鏡の分野で貢献していくことを目指したかったからだと聞いております。医師になってからは、ずっと臨床畑を歩んでこられ、内科医と外科医の両方の視点から消化管がんの診療を行ってきた点では、稀有な存在かと思います。

　とよしまクリニックを開院してからは、ひたすらクリニックの臨床診療に力を注がれ、開院10年のころより、膨大な臨床データを駆使する研究活動にも勤しまれるようになりました。

造詣が深いのは、「ピロリ菌と胃がんの関連性」「大腸ポリープの発見率について」です。

　胃がんのなりやすさにおける遺伝子的特徴
　ピロリ菌の除菌後に発見される胃がんについて
　大腸がんの前がん病変である大腸ポリープの
　　　内視鏡における発見率について

　などについては、日本国内のみならず、米国、欧州の学会においても精力的に発表されております
　東京大学の消化器内科は、胃カメラの開発や内視鏡の普及にも深く関わっていますので、豊島治先生はわが医局から出るべくして出た逸材であると言えるでしょう。
　世界のがんと内視鏡の最前線を、イラストを多用しこれほど分かりやすく書いた本はありません。
　日本における内視鏡検査のますますの普及と、がんの罹患率低下および一人でも多くの方が、がんから救われることを期待します。

まえがき

まえがき

　とよしまクリニック開院10周年をむかえるころでした。節目として、今後の事を考えていたのですが、一生懸命診療して多くの患者様を拝見し、そこで得られた知識と経験を、自分たちのクリニックだけでなく、幅広く世の中の人たちに知ってもらうことができたら素晴らしいと、本書を執筆することを思い立ちました。

　本書を執筆するにあたり、なるべく正確なそしてupdateされた情報をもとにしたかったため、アメリカやヨーロッパを含めた国内外のメインの学会に積極的に参加し、知見を広めました。そして、それらの学会で、受信するだけでなく、我々のデータを発表、発信することを心がけました。英語の論文もたくさん読み、勉強しました。本当に、いい勉強になりました。

　またこの時期、当院で診療に携わって頂いている東京大学消化器内科や外科の諸先生方、東京大学医科学研究所松田浩一教授、新潟大学病理学渡邉英伸名誉教授との共同研究も開始しました。

　それらの作業のなかから、とくに重要であると思われる以下の点をまとめたのが、本書です。

●がんは増えており、2人に1人がかかる。特に、胃がん、大腸がん、肺がんに注意。
●がんは症状が出てからでは遅い。症状の出る前に、予防と早期発見することが大事。

●全身のがんをくまなく精査するのは、MRI＋CT＋内視鏡、あるいはPET＋内視鏡の組み合わせがベスト。
●内視鏡は、医師の技術、セデーション、最新の機器できまる。
●通常の食道がんは喫煙、飲酒、フラッシャーが原因。バレット食道がんは逆流性食道炎が原因。逆流性食道炎はピロリ菌のいない人に多く、増えている。
●胃がんの原因はピロリ菌。ピロリ菌に感染しているかどうかは一度調べた方がよい。ピロリ菌を除菌することは胃がんを予防する効果があるが、除菌後も胃がんの発生は多いため、定期的に内視鏡を受ける必要がある。
●大腸がんは腺腫と呼ばれるポリープががん化して発生するため、腺腫を切除すると、大部分の大腸がんが予防できる。大腸がんの予防と早期発見のために、40歳以上の方は、大腸内視鏡を受けましょう。

謝辞

　とよしまクリニックを、受診していただい2万5千人の患者様に感謝いたします。

　大学在学中のみならず、卒業後も研究をご指導してくださいました小池和彦教授、瀬戸泰之教授、渡邊聡明教授、山地裕先生に感謝申し上げます。

　とよしまクリニックの畑啓介先生、松本秀平先生、吉田俊太郎先生、金澤孝満先生、山下裕玄先生、磯村好洋先生、新野徹先生、崎谷康佑先生に、感謝いたします。ともに診療を行い、研究の基礎になるデータをつくっていただき、最先端の医療についても、教えていただきました。

　とよしまクリニックのスタッフに感謝します。竹安龍子さん、加藤妙子さん、野口知美さん、猿田隆之君をはじめとする看護師、検査技師、診療助手の皆さん、舘野一誠君、杉田和之君、西山吉江さん、岡田美和子さんをはじめとする事務の皆さん。ここには載せきれない多くの当院自慢のやさしいスタッフに、困った時にこそ支えてもらいました。

　根気強く出版まで、ご支援くださった医学舎の松澤正博様に感謝します。

両親、兄夫婦には、よちよち歩きだったとよしまクリニック開院当初より、たくさん支えてもらいました。とよしまクリニックから、歩いて5分くらいのところには、わが家があり、3兄弟（高校1年、中学2年 小学校3年）が、「整理整頓！」と私にいつも言われながら、賑やかに暮らしています。私を含め男4人のなかで、妻の和子が、女1人で日々頑張ってくれています。家族にも感謝！

　平成28年1月に、旧とよしまクリニックのすぐ先に（歩いて0分）、とよしま内視鏡クリニックを移転オープンいたします。

　平成27年10月

とよしま内視鏡クリニック院長
豊島　治

「食道／胃／大腸がんの早期発見・予防&内視鏡」最前線

目次

1. がんの発生について
がんの発生　21

がんの原因　22

がんの原因：環境的要因　22

がんの原因：感染症　23

がんの原因：遺伝的素因　24

がんの予防：環境的要因と遺伝的素因　25

遺伝的素因を知る＝家族歴は大事　26

2. がんの予防と早期発見
原因・予防・早期発見　28
　①予防／早期発見できた場合のメリットは
　②「症状がないから大丈夫」は本当に大丈夫か

がんの予防方法　30

がんの早期発見のコツ　31
　①全身のがんを一度に調べるには

がんの治療法の選択　33

3. 日本のがんの統計
がんには、どれくらいかかるか　34

がんはどの部位に多いか　35

どの部位のがんが、怖いか　37

40歳～60歳代の人が気を付けたいがんは　39

4．受けたい内視鏡とは
1. 内視鏡は精度の高さが一番重要　40

精度の高い内視鏡には何が必要か　41

2. 苦痛の少ない内視鏡：セデーション　43
　　セデーションとは　43
　　セデーションをすると本当に苦しくないか　44
　　セデーションのメリット・デメリット　45
　　セデーションの実際　46
3. 内視鏡は医師によって違いがあるか　48
4. 最新機器での内視鏡は何が違うのか　49
5. 内視鏡はがんの予防／早期発見が可能か　50
6. 経鼻内視鏡のメリット・デメリット　51
7. 内視鏡は日本が世界をリードしているか　52

5．咽頭がんと食道がん

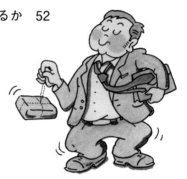

1. 咽頭がんとは　54
2. 咽頭がんになりやすい人は　56
3. 咽頭がんの症状と発見方法は　57
4. 食道がんとは　58
5. 食道がんになりやすい人は　60

　　食道がんのリスクを上げるもの　年齢、性別、喫煙、飲酒、熱い飲みもの　60

　　お酒を飲むと顔が赤くなる人（フラッシャー）は、なぜ食道がんになりやすいのか　61

6. 食道がんの症状は　66
7. 食道がんの発見方法　67

　　早期発見には何が有効か　67

8. 食道がんの治療方法　68

　　内視鏡手術が可能な食道がんは　69

6．逆流性食道炎（GERD）とバレット食道
── バレット食道がん ──

1. 逆流性食道炎とは　70
   GERDとは、NERDとは　71
   逆流性食道炎は増えているか　72
   逆流性食道炎の原因は　73
   　①食道裂孔ヘルニアとは
   　②ピロリ菌との関係は
   　③逆流性食道炎の人はピロリ菌を除菌しない方がよいか
2. 逆流性食道炎の症状は　75
3. 逆流性食道炎（GERD）はどのように診断するか　76
   逆流性食道炎の内視鏡重症度分類　77
4. 逆流性食道炎の治療方法は　78
   薬の効果は　78
   食事・生活上の注意点は　79
   逆流性食道炎を起こしやすい食べ物は　80
5. 逆流性食道炎はがんになりやすいか　81
6. 逆流性食道炎は内視鏡フォローが必要か　82
7. バレット食道とは　83
   バレット食道の種類　84
8. バレット食道がんとは　85
   通常の食道がんとバレット食道がんの違い　85
   日本のバレット食道がんは多いか　86
   世界ではバレット食道がんは増えているか　87
   日本でバレット食道がんは増えるか　88

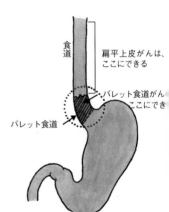

7．ピロリ菌

1. ピロリ菌は胃がんの原因か　89
   ピロリ菌は胃がんの他、何を起こすか　90
2. 世界と日本のピロリ菌は　91
   世界と日本の胃がんは　92
   胃がんが日本で多く、欧米で少ないのはなぜか　93
3. ノーベル賞級の大発見か　94
4. ピロリ菌はどのように感染するか　96
   ピロリ菌は胃のどこに棲んでいるか　97
5. ピロリ菌はどのように検査するか　98
   尿素呼気試験の仕組みは　99
6. ピロリ菌の除菌方法は　100
   除菌でわずかにピロリ菌が残った場合は　100
   除菌の成功率は　100
   除菌した後は再感染しないか　101
   ピロリ菌はいつ除菌するのがよいか　102
   高齢の方の除菌はどうすればよいか　103
   除菌の副作用は　104
7. ピロリ菌の除菌は胃がんを予防するか　105
   除菌後は胃がんが発生しないか　106
   除菌後の胃がんの特徴　108
   除菌後は内視鏡は不要か　109

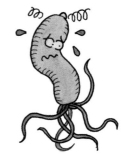

8. 胃がん

1. 胃がんとは　110
2. 日本は胃がん大国か　111
3. 胃がんの原因は何か　113
   - 胃がんはどのように発生するか　114
   - 胃がんになりやすい人とは（ピロリ菌以外で）　115
   - 食べ物は関係あるか　116
   - 胃がんの家族歴のある人は胃がんになりやすいか　116
   - 遺伝子的に胃がんになりやすい人は　117
   - スキルス胃がんの原因は　118
   - 胃がんの予防法は　118
4. 胃がんの症状は　119
   - 胃がんの症状は薬で改善するか　120
   - 早期胃がんの症状は　120
5. 胃がんの発見方法　121
   - 胃がんを早期発見するためには　121
   - スキルス胃がんを見つけるためには　122
   - 適切な内視鏡フォローの間隔は　123
   - 内視鏡で胃がんのなりやすさも判定できるか　124
6. 内視鏡による胃がんの治療　126
   - 内視鏡手術が可能な胃がんは　126
   - 内視鏡手術を選択できない場合は　128
7. 胃ポリープは切除が必要か　129
8. 胃炎の種類は　131
9. 「ABC検診」は有用か　132

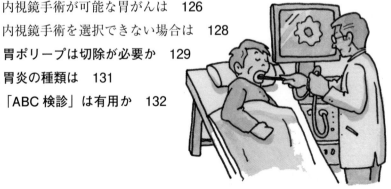

9．大腸がん

1. **大腸がんとは** 134

   遺伝性の大腸がんについて　135

   　① HNPCC とは

   　②家族性大腸腺腫症とは

2. **日本人の大腸がんは増えているか**　137

3. **大腸がんのなりやすさは**　138

   大腸がんはどのように発生するか　139

   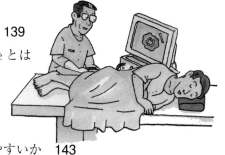

   　① Adenoma-carcinoma sequence とは

   　② de novo がんとは

   　③ SSA/P とは

   食べ物・運動は関係あるか　142

   家族歴のある人は大腸がんになりやすいか　143

4. **大腸がんの症状は**　144

   早期大腸がんの症状は　144

5. **大腸がんの発見方法**　145

   大腸内視鏡は何が素晴らしいか　146

   　①スクリーニング大腸内視鏡は大腸がんを予防するか

   　②大腸内視鏡はよいことばかりか

   　③大腸内視鏡の前処置は苦痛か

   　④大腸内視鏡の前処置の工夫は

   　⑤大腸内視鏡に見逃しはないか

   　⑥適切な内視鏡フォロー間隔は

   便潜血検査は有用か　151

   　①便潜血検査は、命を落とす危険を減らすことができるか

   　②大腸内視鏡との比較

   　③便潜血検査が陽性の場合に、大腸がんの確率は

④便潜血検査の精度は

　　⑤便潜血検査が1回だけ陽性の時は、内視鏡は必要か

　カプセル内視鏡は有用か　155

　CTコロノグラフィーは有用か　157

 6. **大腸がんの治療法は**　158

　内視鏡による手術が可能な大腸がんは　158

　内視鏡手術を選択できない場合は　159

10. 大腸がんと大腸ポリープと大腸内視鏡

 1. **大腸ポリープは切除が必要か**　160

　「切除した方がよいポリープ」とは　160

　　①過形成性ポリープとは

　なぜ大腸ポリープを切除するのか　162

　　①大腸腺腫の切除は大腸がんを予防する

　　②大腸腺腫の切除は、大腸がんから命を救う

　日帰りでどこまで大腸ポリープ切除が可能か　166

　大腸ポリープ切除の合併症は　167

　コールド・ポリペクトミーとは　168

 2. **精度の高い大腸内視鏡とは**　169

　大腸がんの見逃しが少ない内視鏡とは　169

　　①大腸腺腫の発見率が高い内視鏡は精度が高い

　　②大腸腺腫の高発見率は、命を救っているか

　　③年齢別の大腸腺腫発見率は

　挿入と観察はどちらが大切か　173

　全結腸色素内視鏡は精度を上げるか　175

　Optical biopsyとは　176

　　① Resect and DISCARDとは

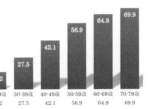

年齢別ADR

20

1

がんの発生について

　がんについては世界中で様々な研究が行われておりますが、実は、その発生や原因については、未だ多くのことが解明されていないのです。

がんの発生

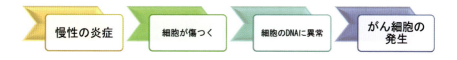

　がんの発生については、「慢性の炎症などにより繰り返し細胞が傷つき、細胞の DNA が異常をきたし、がん細胞が発生する」と考えられています。

1 がんの発生について

がんの原因

・環境的要因
・遺伝的素因

　がんの発生の原因には環境的要因と遺伝的素因（その人の持つ遺伝的ながんのなりやすさ）があります。

がんの原因：環境的要因

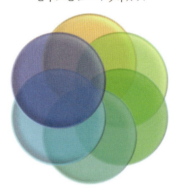

感染症
・ピロリ菌
・肝炎ウィルス
・ヒトパピローマウィルス

飲食物
・アルコール
・野菜/果物不足
・肉食
・高塩分/高温度飲食

代謝・内分泌的要因
・運動不足/肥満
・ホルモンバランスの変化

空気
・たばこ
・大気汚染
・アスベスト

薬剤

放射線
・紫外線

　がんの環境的要因とは「発がん物質への慢性的な曝露」をさします。発がん物質の曝露には次のものが挙げられます。

1. 感染症
2. いわゆる発がん物質の曝露
    ア) 飲食物（アルコール、肉、塩分など）
    イ) 空気（たばこ、大気汚染、アスベストなど）
    ウ) 放射線
    エ) 薬
3. 代謝・内分泌的要因
    ア) 運動不足 / 肥満
    イ) ホルモンバランスの変化

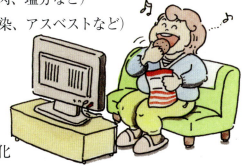

がんの原因：感染症

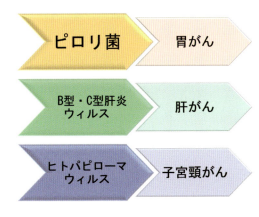

　持続的な感染症は、がんの原因となります。
　微生物の中には、体の中に棲みつき（持続的な感染）、その部分に慢性炎症を起こし、がんを引き起こすものがあります。
　がんの原因となる微生物にはピロリ菌、B型・C型肝炎ウィルス、ヒトパピローマウィルスなどがあります。
　それぞれ胃、肝臓、子宮頸部に棲みつき、胃がん・肝がん・子宮頸がんを引き起こすことは有名です。

1 がんの発生について

がんの原因：遺伝的素因

　遺伝的素因のある人が環境的要因を満たすと、高率にがんが発生します。

遺伝的要因
・胃がんになりやすい人

環境要因
・ピロリ菌感染

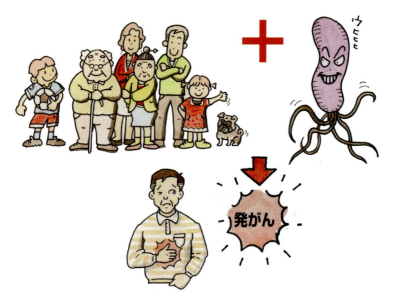

　胃がんを例に挙げますと、その主な原因はピロリ菌による感染症です。しかし、ピロリ菌がいるからすべての人が胃がんにかかるわけではありません。遺伝的に胃がんになりやすい人が、胃がんを起こしやすいピロリ菌に感染することにより、胃がんが発生するのです。

　つまり「遺伝的素因（遺伝的にがんになりやすい）のある人が、環境的要因（発がん物質への曝露）を満たすと、高率にがんが発生する」のです。

がんの予防：環境的要因と遺伝的素因

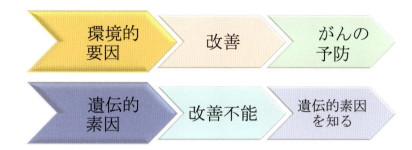

　がんの予防で可能なことは、環境的要因を改善することです。たとえば、ピロリ菌の除菌や禁煙は、環境的要因を改善することになるため、がんの予防効果があります。

　遺伝的素因は、変えることができないため、予防は困難です。

　予防できることは予防し（環境的要因の改善）、予防が困難なこと（遺伝的素因）については、そのことをよく知り、早期発見に努めることが必要です。

1 がんの発生について

　ということで、遺伝的素因を知ることは大切です。
　昨今は、血液検査で遺伝子を調べ、自分の遺伝的素因を知ることができるようになりました。しかし、そこまでやらなくても、古典的な方法ではありますが、家族の病気(家族歴)を知ることで、自分の病気のなりやすさを簡単に知ることができます。大腸がんの人の家族は大腸がんになりやすい。胃がんの人の家族は胃がんになりやすい。それらはもう、分かっていることです。

遺伝的素因を知る＝家族歴は大事

遺伝子検査
・血液検査
・BRCA、ALDH2などに代表される

家族歴
・大腸がんの家族歴がある
　→大腸がんになりやすい
・胃がんの家族歴がある
　→胃がんになりやすい

② がんの予防と早期発見

2 がんの予防と早期発見

原因・予防・早期発見

どの病気にも原因があります。それを知り、予防ができれば予防する、予防できないのであれば、早期発見することが肝要です。

①予防／早期発見できた場合のメリットは

がんは、予防／早期発見ができた場合には、まず、命が助かります。そして、治療においても、身体への負担が少ない内視鏡手術で済むことが多くあります。さらに抗がん剤などを使わずにも済みます。

精神的・経済的な負担も減ります。後遺症も減ります。メリットばかりなのです。

それゆえ、予防／早期発見は大切なのです。

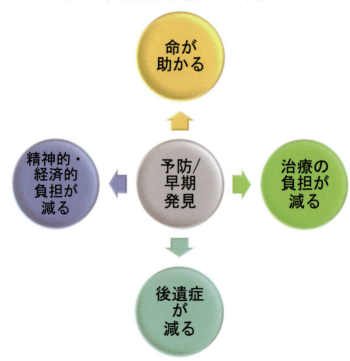

②「症状がないから大丈夫」は本当に大丈夫か

　がんも含めほとんどの病気は、早期には症状がありません。実際に、症状が出てから検査を受けて見つかるがんの多くは、進行がんです。ですから、「症状が出たら検査を受けましょう」というのは、「進行してから見つけましょう」ということになりますので、本当は危ないのです。

　がんを早期発見するという観点からは、「症状がないから大丈夫」は、大丈夫ではないのです。

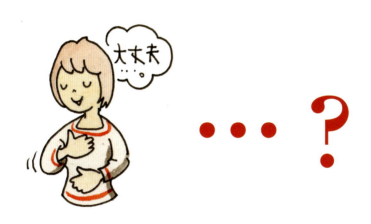

2 がんの予防と早期発見

がんの予防方法

　がんの予防については様々な情報があります。国立がん研究センターの報告を参考にしました。

| **喫煙** | たばこは吸わない。家族もたばこを吸わない。 |

| **飲酒** | 飲まない、あるいは節度のある飲酒をする。 |

| **食事** | 食事は偏らずバランスよくとる。 |

- 塩蔵食品、食塩の摂取は最小限にする。
- 野菜や果物不足にならない。
- 飲食物を熱い状態でとらない。
- 加工肉や牛・豚の肉はとり過ぎない。

| **身体活動** | 定期的に運動をする。 |

| **体形** | 肥満、やせを解消。 |

| **感染** | 肝炎ウイルスやピロリ菌の検査と適切な措置を。 |

　「酒とたばこはやめて、運動して標準体型を維持し、野菜をとり、塩分や肉を控える」といったところです。その他、アスピリン（製品名バファリン）を服用することは、大腸がんや胃がんの予防になることも報告されています。

　実は、がんの予防方法は、がんだけではなく、脳梗塞や心筋梗塞などの重大な血管病にも共通する予防方法です。是非、実践したいですね。

がんの早期発見のコツ

　がんは、発生する臓器により特性があります。そのため、がんを早期発見する方法は、治療方法がそうであるように、臓器により異なります。

　肺がんはCT、胃がんや食道がん、咽頭がんは胃内視鏡、大腸がんは大腸内視鏡と便潜血検査、膵がんや肝がん、胆のう/胆管がんはMRIとエコー、乳がんはマンモグラフィーとエコー、前立腺がんは血液検査（PSA）と、臓器により得意な検査方法が異なります。

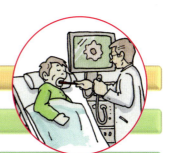

肺がん
- CT

胃がん・食道がん・咽頭がん
- 胃内視鏡

大腸がん
- 大腸内視鏡＋便潜血検査

膵がん・肝がん・胆のう/胆管がん
- MRI＋エコー

乳がん
- マンモグラフィー＋エコー

前立腺がん
- PSA（血液検査）

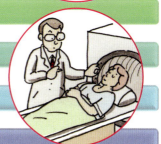

2 がんの予防と早期発見

①全身のがんを一度に調べるには

　内視鏡検査は精度の高い検査ですが、消化管以外の臓器の異常を見つけることは困難です。がんを効率的に早期発見するには、お互いの弱点を補うような組み合わせで、検査を行うと宜しいでしょう。

　現在、全身のがんを一度に調べるには、「全身MRI＋胸部CT＋内視鏡」、あるいは「全身PET＋内視鏡」の組み合わせは理想的な組み合わせであり、それを交互に受けるとよいでしょう。

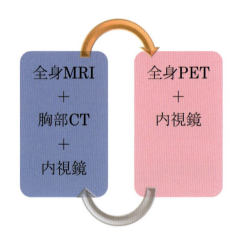

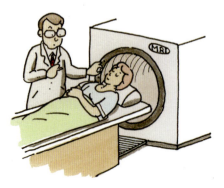
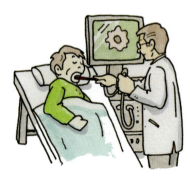

がんの治療法の選択

　がんの治療には内視鏡手術、外科手術、放射線、抗がん剤、姑息的治療といった治療法があります。

　がんの部位によって治療法は異なりますが、一般的に早期にがんを発見することができれば、一番体への負担が少ない「内視鏡手術」で、がんを治すことが可能です。がんが進行していると、内視鏡手術で治すことはできません。体への負担が大きな外科手術が必要になりますし、術後も抗がん剤が必要となる場合もあります。

　早期にがんを発見できれば、完治するだけでなく治療法の選択肢の幅も広がります。それも早期発見のメリットなのです。

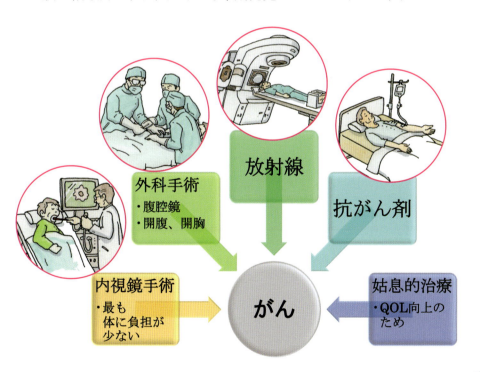

3 日本のがんの統計

日本でどのくらいのがんが発生しているか解説します。

がんには、どれくらいかかるか

　日本は世界でも有数の長寿国です。寿命が長くなると、がんにかかることも多くなります。そのため、日本ではがんが増えています。現在、およそ2人に1人が、一生のうちに一度はがんと診断されています。

- 寿命が長くなる
- がんが増える
- 2人に1人ががんと診断されている

がんはどの部位に多いか

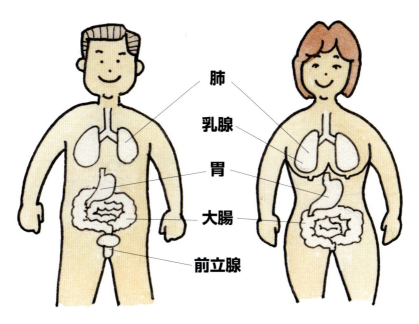

がんはどの部位に多いか

3 日本のがんの統計

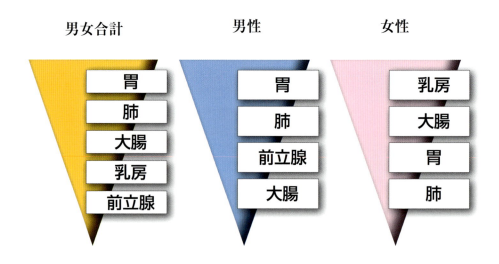

日本人のかかるがん

　2014年のがん予測が、国立がん研究センターより発表されました。1年間にがんにかかる方は88万人で、4年前に比べ8万人、1割増加するとの予測です。

　がんになる方の数が最も多い部位は、胃がんで14万人、次が肺がんで13万人、大腸がん13万人、乳がん9万人、前立腺がん8万人と続きます。

　男女別にみましても、多いのは胃・肺・大腸・乳房または前立腺の4部位で占められています。大体日本人の3人に1人が、胃・肺・大腸・乳・前立腺がんと、診断されているということです。

　「どの部位のがんが多いのか？」答えは「胃・肺・大腸・乳房・前立腺」です。

どの部位のがんが、怖いか

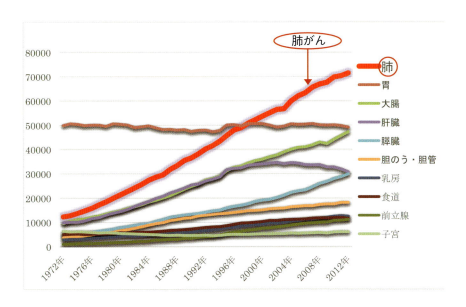

東京大学附属病院消化器内科・吉田俊太郎先生ご提供

　1972年から2012年まで、がんによりなくなった方の部位ごとの数を、グラフで見てみましょう。

　肺がんが最も多く、また、増え続けていることが分かります。故に、「最も怖いがん」は「肺がん」なのです。

　肺がんは予防や早期発見、治療が困難な病気です。胸部レントゲンだけでは発見しにくいことが多いので、時々CTを受けるとよいでしょう。

3　日本のがんの統計

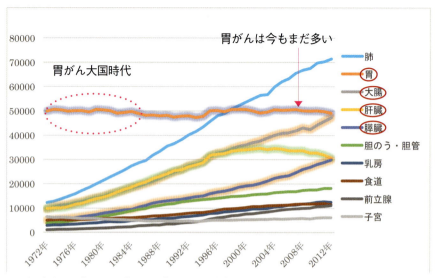

　なくなる方が2番目に多いのは胃がん、そして大腸がん、膵がん、肝がんと続きます（膵がんは2014年の予測では、肝がんを抜き4位となります）。

　胃がんは横ばいです。胃がんは、今後ピロリ菌に感染している人が減り、なくなる方も減ってくるでしょう。寿命が伸びていることを考慮すると、ゆるやかに減ってきているのでしょう。グラフからお分かりのように、今から30年〜40年前は、胃がんでなくなる方が圧倒的に多かったのです。この頃は、まさに胃がん大国時代であったと言えます。

　大腸がんは増えております。大腸がんは比較的に性格が良く、予防もでき、完治しやすいがんであるため、減らすことができるはずです。事実、米国では大腸がんでなくなる方は、既に減少してきています。わが国でも、スクリーニング大腸内視鏡（p146参照）や便潜血検査がさらに普及すれば、大腸がんでなくなる方を減らすことができるでしょう。

膵がんは増えております。膵がんは、予防や治療が困難ながんなので、困ったものです。早期発見にはMRIが有効です。

　肝がんは減少傾向にあります。C型肝炎、B型肝炎に感染している人が減り、なくなる方が減ってきていると考えられます。

40歳〜60歳代の人が気を付けたいがんは

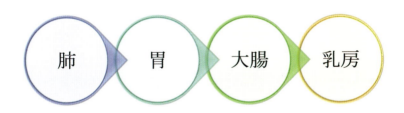

　70歳未満でがんのためなくなる方が多い部位は、男性では「肺、胃、大腸」、女性では「乳房、大腸、胃」です。人生の中で最も忙しい時期である40歳から60歳代の方は、これらの部位を特に注意して検診を受けるとよいでしょう。

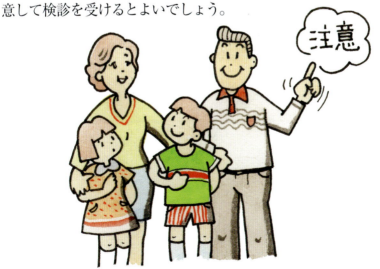

4 受けたい内視鏡とは

1. 内視鏡は精度の高さが一番重要

　内視鏡に求められるものの中で、一番重要なものは、精度の高さです。

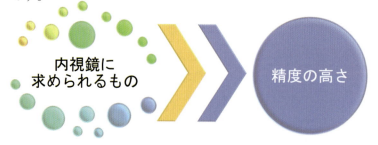

精度の高い内視鏡には何が必要か

　高い精度を支えるのは、①医師の技術、②セデーション、③機器であると考えられます。

　①医師の技術では、「がんを見逃さない」、「小さな病変を発見する」、「スムースで安全に挿入する」テクニックなどが挙げられます。これらが、精度の高さにつながります。
　②セデーションを用いることにより、嘔吐反射の強い方や精神的な不安の強い方に対しても、じっくり検査することができるようになります。当然、検査はより精密なものになります。
　③機器も重要です。最新の機器は、より高画質になり、操作性も向上しています。NBI・BLI（※）といった特殊光や拡大内視鏡等を用いることにより、さらに精度の高い診断を受けられるようになりました。

※ NBI：Narrow Band Imaging（狭帯域光観察）と呼ばれる観察方法。通常は、赤緑青（RGB）を合わせた白色光で観察する。NBIでは、赤を除いた青と緑の光で観察する。そのため、がんなど毛細血管が豊富な部分が濃い茶色に見え、判別しやすくなる。
※ BLI：Blue LASER Imaging（短波長狭帯域光観察）と呼ばれる観察方法。短波長レーザー光を照射し、画像処理を行う。血管や表面構造が観察しやすくなる。

4 受けたい内視鏡とは

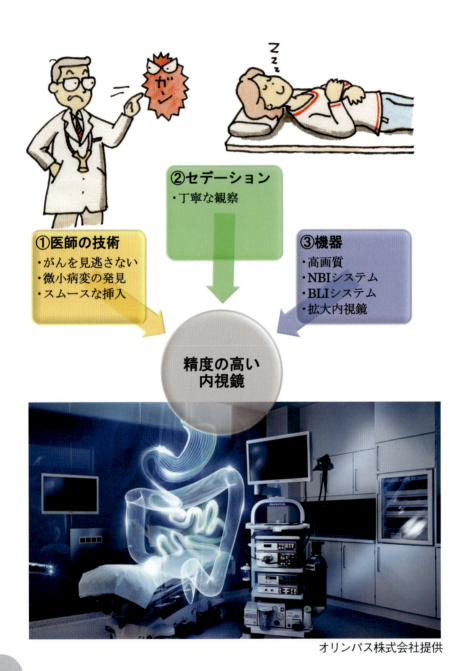

②セデーション
・丁寧な観察

①医師の技術
・がんを見逃さない
・微小病変の発見
・スムースな挿入

③機器
・高画質
・NBIシステム
・BLIシステム
・拡大内視鏡

精度の高い内視鏡

オリンパス株式会社提供

2. 苦痛の少ない内視鏡
　：セデーション

　昨今、「苦痛の少ない内視鏡」として、セデーションが多くの施設で行われるようになってきました。日本や世界の内視鏡学会では、現在、適切なセデーションについて、活発に議論されています。
　ここでは、セデーションについて解説します。

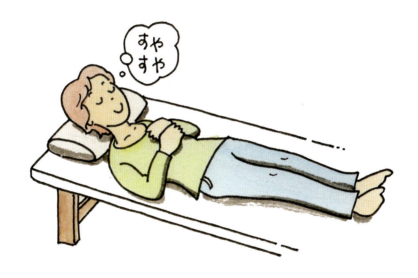

セデーションとは

　セデーションをしないで内視鏡をしたことがある方はご存知ですが、内視鏡はできないことはないけれど、「大変苦しい検査」です。その苦痛を和らげるために、薬を注射することを、セデーション（鎮静）と呼びます。

4 受けたい内視鏡とは

セデーションをすると本当に苦しくないか

　セデーションを行った患者様にアンケートを取りますと、「気づいたら終わっていました」、「意識はあったが苦しくありませんでした」、「検査をしたことをよく覚えていません」、「二度とこんな検査をしたくないと思っていましたが、この方法なら何度でも受けていいです」と、大変よい感想を述べる方がほとんどです。
　一方、「苦しかった」と言われる方がいるのも事実です。セデーションの際に使用する薬（抗不安薬や睡眠薬）を、日常的に服用している方は、その傾向にありますので、細心の注意が必要です。

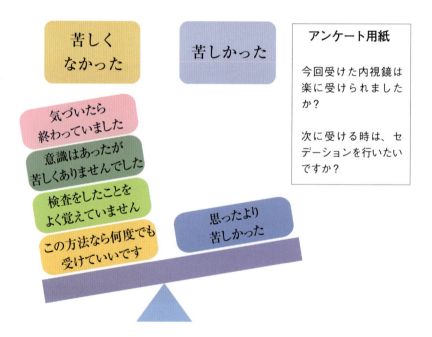

セデーションのメリット・デメリット

　セデーションのメリットは、苦痛を少なくできることです。また、患者さんが苦痛なく内視鏡を受けられるので、担当医がじっくり観察できるのもメリットです。

　デメリットもあります。薬を使用しますので、その副作用（眠気、呼吸抑制、脱抑制、頭痛、吐き気）があります。セデーションから覚めるまで時間がかかります。医療スタッフ側の労力もかかります。

　セデーションを希望する方は、デメリットについても知ったうえで受けると宜しいでしょう。

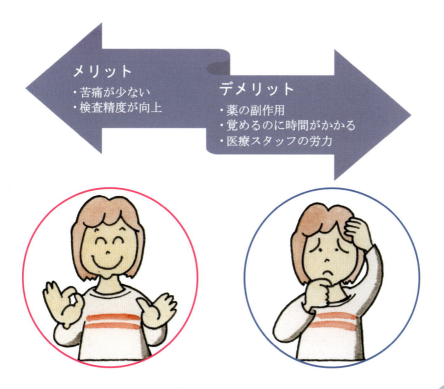

4 受けたい内視鏡とは

セデーションの実際

　セデーションで使用される主な薬剤は、①ミダゾラム（商品名ドルミカム®）と②ペチジン、③プロポフォール（商品名ディプリバン®）です。

　①ドルミカム®には、意識がうすれる作用があります（鎮静作用）。効果が強いときは、完全に意識がなくなります。ベンゾジアゼピン系向精神薬の一つで、速やかに効き、覚めるのも早いのが特徴です。
　この薬の効果を打ち消す拮抗薬にフルマゼニル：商品名アネキセート®があります。
　デパス®やレンドルミン®といった、一般的によく用いられている抗不安薬や睡眠薬も、ベンゾジアゼピン系向精神薬です。普段からこのようなベンゾジアゼピン系向精神薬を服用している方は、セデーションの効果が低いことがあります。

　②ペチジンは合成鎮痛薬・麻薬の1つです。鎮痛作用と鎮静作用のある薬です。"意識があったが苦しくない"といった作用が特徴的です。内視鏡時のセデーションの目的にかなった薬ですが、麻薬処方箋が必要なため、使用するのが煩雑です。副作用として、女性に検査後の吐き気は多いです。しかし、検査中の脱抑制は、他2剤と比べ少ない傾向にあります。
　この薬の効果を打ち消す拮抗薬に、ナロキソン：商品名ナロキソン®があります。

③ディプリバン®は、速やかに鎮静作用が発現し、他2剤と比べ、覚醒も速やかです。薬の効果を打ち消す拮抗薬はないため、薬が効き過ぎてしまった時、呼吸管理が必要なこともありますが、速やかに回復するのが特徴です。

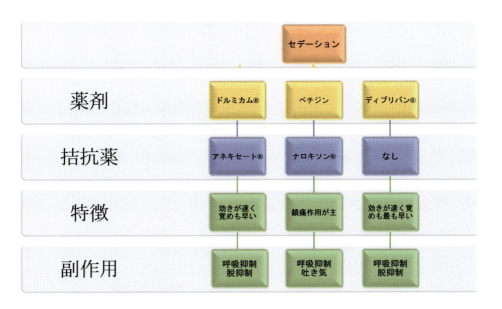

一般的な傾向として、向精神薬を服用している方、若い方、お酒の強い方（こちらは主観的な尺度ですが）は、セデーションが多めに必要となります。

4 受けたい内視鏡とは

3. 内視鏡は医師によって違いがあるか

　内視鏡の最大の目的は、がんを発見することです。習熟した内視鏡医とは、がんの見逃しが少ない医師であると考えます。

　ご想像通りでしょうが、医師により、がんの見逃し率は違います。がんの見逃しが少ない、習熟した内視鏡医に検査をしてもらうことは、とても大切です。

　一般に、内視鏡におけるがんの診断は、がんを疑った部分の粘膜を採取（生検）し、顕微鏡にて病理学の医師が診断します。よって、適切に生検をしないと、がんと診断することはできないのです。

　時々、「これは本当にがんだったのか」と疑うような、微小ながんと出会うことがあります。このような微小ながんを発見するコツは、がんを疑ったときに、適切に生検をすることなのです。そして、「適切に生検できること」が、がんの見逃しの少ない習熟した内視鏡医の条件なのです。

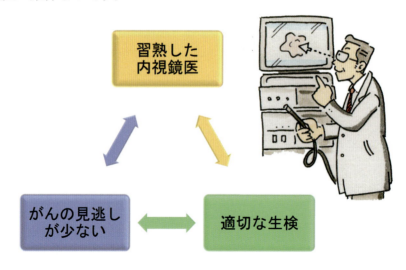

4. 最新機器での内視鏡は何が違うのか

　日進月歩で医療機器は進歩しております。2012年11月にオリンパス株式会社から発売された内視鏡システム"EVIS LUCERA ELITE"では、今までの同社の内視鏡に比較して、画像が明るくなり、大変見えやすくなりました。小さな病変も見つけやすくなり、病変の観察もより正確に行うことができるようになりました。
　また、最新のスコープは観察視野が広く、挿入性も優れています。
　さらに、NBIという特殊光や拡大機能など、付加的な機能もあり、それらを組み合わせて使用することで、診断能が向上しています。

最新機器
　高画質　視野が広い　操作性が優れている　特殊光や拡大機能

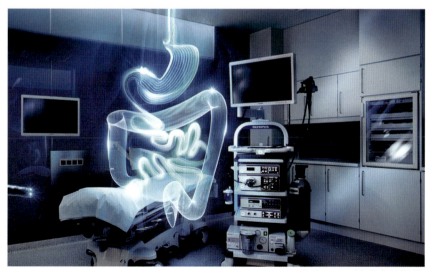

オリンパス株式会社提供

5. 内視鏡は
　がんの予防／早期発見が可能か

　予防できるがんは多くありませんが、がんを予防することができれば、これ幸いです。

　例えば、大腸がんは、前がん病変である大腸ポリープを切除することにより、予防することができます。

　つまり、内視鏡は、「がんを予防する」をすることが可能なのです。

　また、「消化管がんを早期に発見する」最も確実な方法は、内視鏡です。内視鏡はバリウムや便潜血検査、CTなどでは見つけられないような早期のがんを見つけることができます。

　内視鏡は、受けることは大変ですが、「がんの予防や早期発見」ができるかけ替えのない検査なのです。

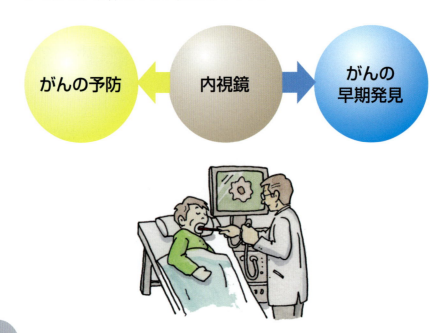

6. 経鼻内視鏡のメリット・デメリット

　近年内視鏡の技術が発展し、スコープの挿入部分の径が細くなり、口からではなく鼻から胃まで内視鏡を入れ、観察することができるようになりました。これを経鼻内視鏡といいます。

　経鼻内視鏡は、口から入れるそれまでの経口内視鏡に比べて、径が細く挿入がスムースで、口蓋垂（のどちんこ）の裏側を通るので、嘔吐反射が少ないというメリットがあります。また、経口内視鏡で通ることのない部位を通るため、その部位の観察が可能です。

　しかし、径が細いので画質が低く、先端のレンズが一度曇ると精度が下がり、曇りをとることは困難であることが、デメリットです。また、鼻が痛くなることがあります。

　経鼻内視鏡の画質がさらに改良され、曇りの問題が解決されれば、経鼻内視鏡の適応は広がると考えています。

メリット
- 嘔吐反射が少ない
- 上咽頭や中咽頭腹側の観察が可能

デメリット
- 画質が低い
- レンズが曇ると精度が下がる
- 鼻が痛い

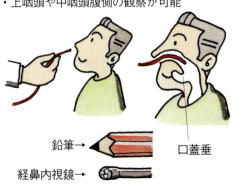

7. 内視鏡は日本が世界をリードしているか

　内視鏡は日本で開発が本格化しました。東京大学とオリンパス株式会社が協力して開発したそうです。

　医学の世界では米国が世界をリードしているのが現状ですが、内視鏡分野では日本が世界をリードしています。内視鏡は細かい作業が必要であり、日本人に向いているのでしょう。

　オリンパス株式会社をはじめ富士フィルムメディカル株式会社、HOYA株式会社などの高い技術も、日本の内視鏡の発展に大きく貢献しています。

　今後も日本の内視鏡技術が、世界に輸出されていくことを期待したいです。

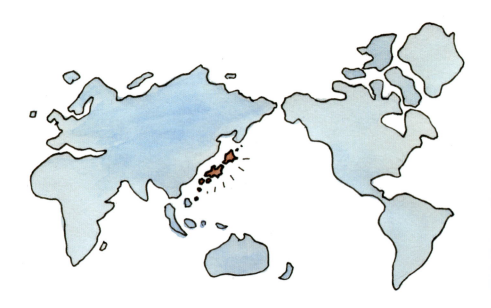

5 咽頭がんと食道がん

3 日本のがんの統計

1. 咽頭がんとは

「のど」には「咽（のど）」と「喉（のど）」があります。

咽頭（いわゆる咽；Pharynx）は鼻と口の奥の部分で、空気と食べ物はここを通ります。喉頭（気管）と食道に分岐しており、空気と食べ物は、それぞれ、喉頭（気管）と食道に入っていきます。その経過地点が咽頭です。そこから咽頭がんが発生します。

上咽頭、中咽頭、下咽頭に分けられ、ここでは中・下咽頭がんについて説明します。

喉頭（いわゆる喉；Larynx）は空気の入っていく部分で、咽頭と気管の間にあり、外側からはのど仏として触れることができ、声帯を有しています。吐いた息が声帯を通る時に声が出ます。喉頭蓋といわれる蓋（ふた）があり、それは食べ物を飲み込む際、喉頭をふさぎ、気管に食べ物が入らないようにする役割をしています。間違って食べ物が気管に入ることを誤嚥（ごえん）と言います。

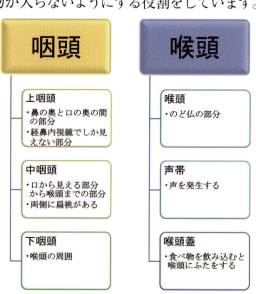

咽頭・喉頭の構造

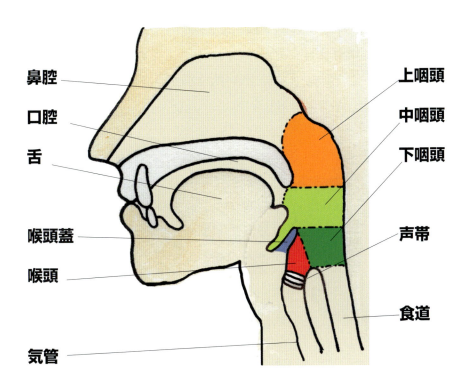

2. 咽頭がんになりやすい人は

　咽頭は扁平上皮という薄い粘膜でおおわれており、発生するがんは食道がんと同様の特徴を持ちます。

　咽頭がんのリスクは食道がんと同様と考えてよいです。

　男性、高齢、喫煙、飲酒、熱い飲み物がリスクです。さらに遺伝子型によってリスクがあります。

　また、食道がんの方は咽頭がんになりやすく、咽頭がんの方は食道がんになりやすいです。

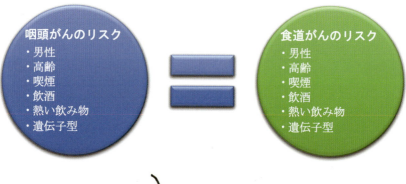

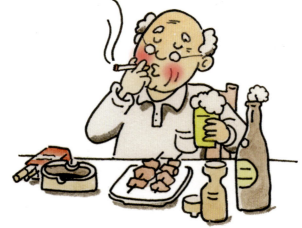

3. 咽頭がんの症状と発見方法は

　咽頭がんの症状には、のどの違和感、痛みなどがあります。しかし、咽頭がんも早期には症状がありません。

　早期の咽頭がんは、胃内視鏡検査を受ける際に、偶然に発見されることが多いです。

　食道がんと同様、咽頭がんはごく早期には、正常粘膜とほとんど同じ色で凹凸もなく、通常の観察ではわからないことが多いです。

　NBI(p41で解説)を用いることで濃い茶色に見える部分(brownish area)に咽頭がんを発見することができます。さらに、拡大をすると、ループ状毛細血管の異常が観察されることがあります。

　咽頭がんも発見が早期であれば、内視鏡で手術できることが多いです。

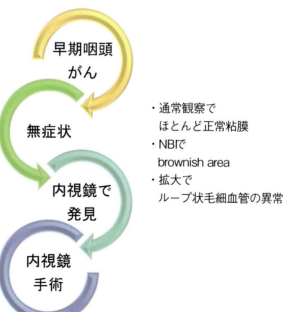

4. 食道がんとは

　食道はのどと胃の間にあり、胸の後ろの方（気管の背中側）を通っています。蠕動運動をしており、胃に食べ物を送り込む役割をしています。扁平上皮という薄い粘膜でおおわれており、ここから食道がんが発生します。

　食道がんには、扁平上皮がんとバレット（Barrett）食道がんがあります。

　扁平上皮がんは通常の食道粘膜から発生します。日本人の食道がんの約9割がこのがんです。

　一方、バレット食道がんは、バレット（Barrett）食道から生じるもので、逆流性食道炎が関与しています。白人男性では扁平上皮がんよりもこのがんのほうが多いのですが、日本人にはまだ少ないがんです。

　ここで解説する食道がんは、扁平上皮がんについてです。

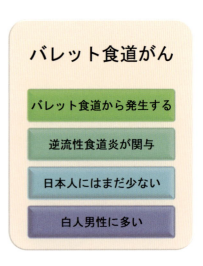

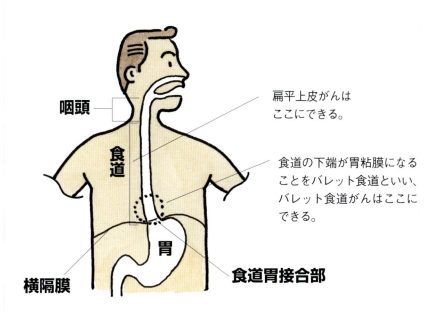

5. 食道がんになりやすい人は

**食道がんのリスクを上げるもの
年齢、性別、喫煙、飲酒、熱い飲みもの**

　高齢、男性、喫煙、飲酒、熱い飲み物で食道扁平上皮がんのリスクが上がります。遺伝子型でもリスクが上がります。
　前述致しましたように、咽頭がんと同様のリスクです。

食道がんのリスク
・男性
・高齢
・喫煙
・飲酒
・熱い飲み物
・遺伝子型

咽頭がんのリスク
・男性
・高齢
・喫煙
・飲酒
・熱い飲み物
・遺伝子型

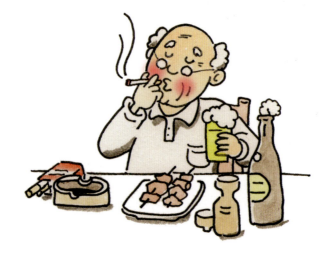

お酒を飲むと顔が赤くなる人(フラッシャー)は、なぜ食道がんになりやすいのか

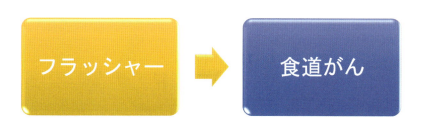

　少量のお酒を飲んで顔が赤くなる人は、「フラッシャー」と呼ばれます。この体質は、遺伝的に決まっております。日本人の4割が遺伝的に「フラッシャー」といわれるタイプです。

　そして、「フラッシャー」の人は、食道がんのリスクが高いことが分かっております。

　ここでは、その理由を解説します。

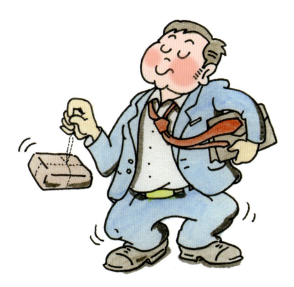

5 咽頭がんと食道がん

アルコールの代謝物：アセトアルデヒドが悪者＝発がん物質であり、フラッシャーの原因でもある

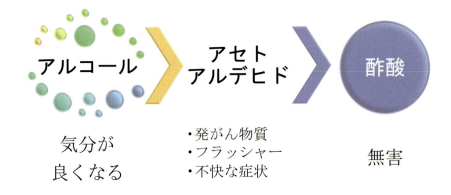

　アルコールは、体内でアセトアルデヒドに、さらに酢酸へと代謝されていきます。
　この中で、アセトアルデヒドが「発がん物質」で悪者です。また、顔を赤くする作用があり（フラッシャーの原因でもあり）、不快な症状もおこします。
　酢酸は無害です。

アルコールを代謝する酵素の強さは何で決まるか

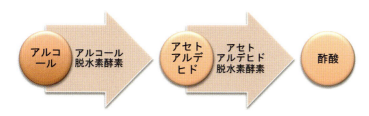

　アルコールをアセトアルデヒドに代える酵素は、アルコール脱水素酵素です。アセトアルデヒドを酢酸に代える酵素は、アセトアルデヒド脱水素酵素です。

　これらの酵素の作用の強さは、「遺伝子」で決まっており、その「遺伝子」の違いにより、食道がんのなりやすさが違うのです。

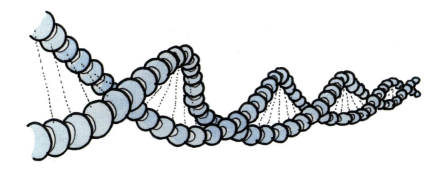

遺伝子

5 咽頭がんと食道がん

アセトアルデヒド脱水素酵素の作用が弱い人は、フラッシャーであり、食道がんになりやすい

遺伝的にアセトアルデヒド脱水素酵素の作用が弱い人は、アルコールを飲むと、アセトアルデヒドが酢酸に変わらず、"アセトアルデヒドのまま"でいるため、顔が赤くなり（フラッシャーであり）、発がん物質に長時間曝露されることになります。

そのため、「フラッシャーは、食道がんになりやすい」のです。

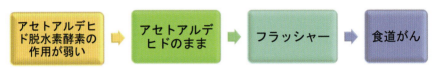

アセトアルデヒド脱水素酵素の作用が遺伝的に非常に弱い人は、全くお酒を飲めません。このような人は、お酒を飲まないので、リスクはそれ程高くないのです。

アルコール脱水素酵素も食道がんのなりやすさと関係あるか

遺伝的にアルコール脱水素酵素の作用が弱い人は、アルコールがそのままの状態で長く体内にとどまるため、気分が良くなり、アセトアルデヒドによる不快な症状を感じるまで時間がかかり、お酒を飲みすぎる傾向があります。

これが、食道がんやアルコール中毒に関与していると考えられます。実際に、このタイプの人にはアルコール中毒患者が多いことも報告されています。

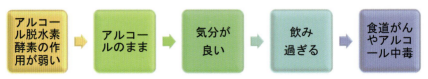

食道がんのリスクが190倍の人とは

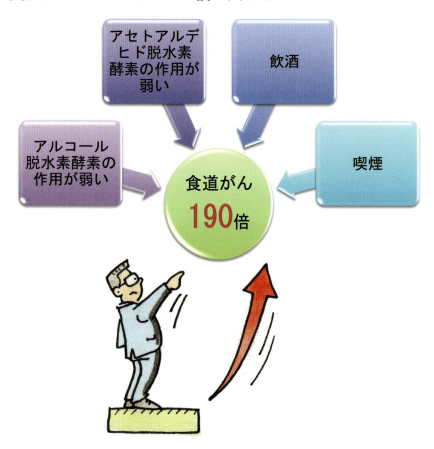

　二つの酵素(アセトアルデヒド脱水素酵素とアルコール脱水素酵素)の作用が弱い人が、飲酒、喫煙をすると、リスクが低い人のなんと"190倍"も、食道がんになりやすいことが、分かっています。

6. 食道がんの症状は

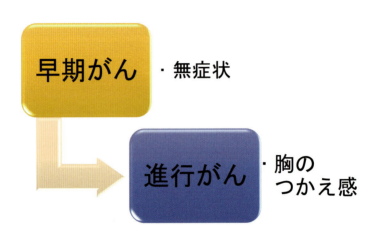

　食道がんの症状には、食べ物を飲み込んだ時の胸のつかえ感が多いのですが、これは進行食道がんの症状です。

　早期の食道がんのほとんどは、無症状です。症状が出る前に、食道がんを見つけたいですね。

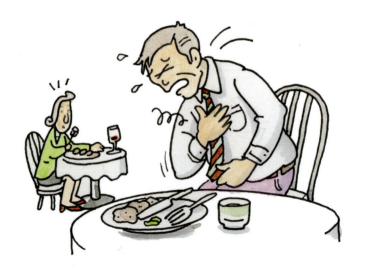

7. 食道がんの発見方法

食道がんを発見したい場合、受けるべき検査は内視鏡です。
バリウムやCT、PETなどで食道がんが発見されることもあります。

早期発見には何が有効か

食道がんの早期発見には内視鏡が有効です。
特にNBI（p41で解説）が有効です。

早期の食道がんは、正常粘膜とほとんど同じ色で、凹凸もありません。そのため、通常の観察ではほとんどわかりません。NBIを用いると、濃い茶色に見える部分（brownish area）に、食道がんを発見することができます。

がんの発見率が高いことが分かっているので、内視鏡を受ける時は、NBIシステムを搭載している内視鏡で受けるとよいでしょう。
拡大や色素内視鏡も有効です。

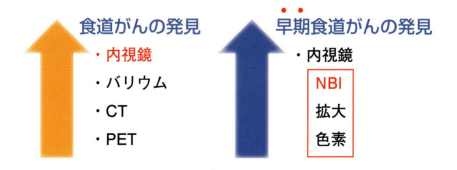

8. 食道がんの治療方法

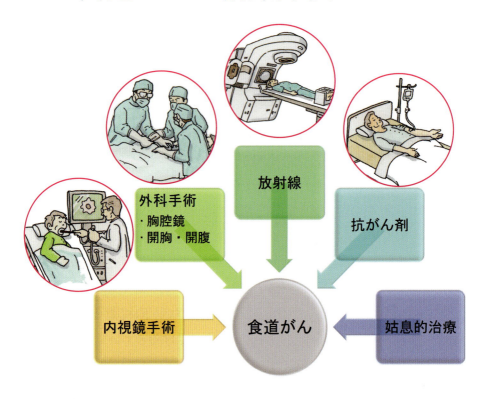

　口から挿入する内視鏡で手術を行うのが、内視鏡手術です。最も体に負担の少ない治療です。
　完治を目標とする場合、次に選択肢となるのが、胸腔鏡を含めた外科手術です。
　食道がんの場合、外科手術は大手術になりますので、可能であれば、内視鏡手術ができる段階で発見したいものです。

内視鏡手術が可能な食道がんは

　内視鏡手術が可能な食道がんは、どのようながんかといいますと、「がんが食道の粘膜のごく浅い層にとどまっている」ものです。ごく早期の場合に限られますので、無症状のものがほとんどです。
　食道がんは、胃がんほど多い病気ではありませんが、手術は大手術になりますので、極力早期に発見したいものです。

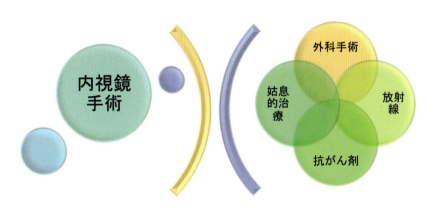

ごく早期の食道がん　　それ以外の食道がん

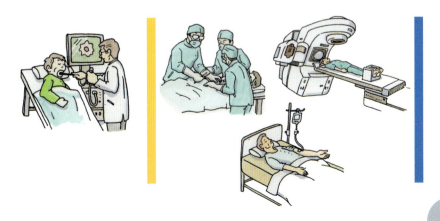

6

逆流性食道炎（GERD）とバレット食道
── バレット食道がん ──

1. 逆流性食道炎とは

　逆流性食道炎とは「胃液が胃から食道へ逆流して起きる食道炎」のことです。

　胃液には胃酸（酸度の強い塩酸）と消化酵素が含まれています。胃には、酸や消化酵素から粘膜を守る防御機構がありますが、食道にはありません。そのため逆流性食道炎を起こすと考えられています。

GERDとは、NERDとは

```
              GERD（胃食道逆流症）
         ┌──────────────┴──────────────┐
   逆流性食道炎                    NERD
      ＝                    （非びらん性胃食道逆流症）
  逆流性食道炎による                    ＝
  粘膜異常のあるもの              逆流性食道炎による
  （症状の有無を問わない）            症状のあるもの
                                   ＋
                                粘膜異常がない
```

「GERD（Gastro-esophageal Reflux Disease）胃食道逆流症」は"逆流性食道炎による症状のあるもの"あるいは"逆流性食道炎による粘膜異常があるもの"をさします。

「逆流性食道炎」は、内視鏡にて"逆流性食道炎による粘膜異常を認めるもの"をさします。症状の有無は問いません。

「NERD（Non-erosive Reflux Disease）非びらん性胃食道逆流症」は"逆流性食道炎による症状がある"のに、内視鏡では"逆流性食道炎による粘膜異常を認めないもの"をさします。

「GERD」は「逆流性食道炎」と「NERD」を合わせたものであり、「逆流性食道炎」より広い意味で使われます。

6　逆進性食道がん（GERD）とバレット食道

逆流性食道炎は増えているか

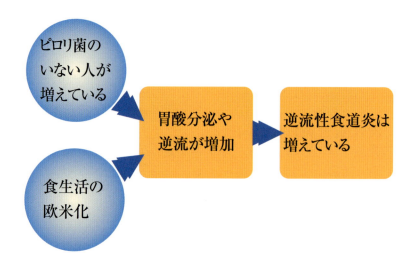

　逆流性食道炎は増えています。
　ピロリ菌のいない人が増え、食生活の欧米化が進み、胃酸分泌や逆流が増加しているのが原因と考えられています。
　若い人の逆流性食道炎が、特に増えています。

逆流性食道炎の原因は

胃酸過多
- ピロリ菌がいない
  ・若い人
  ・ピロリ菌除菌後

胃酸逆流増加
- 胃の入口が緩む
  ・暴飲・暴食
  ・高脂肪食
  ・食道裂孔ヘルニア
- 腹圧の上昇
  ・妊娠・肥満
  ・前かがみの姿勢
  ・骨粗しょう症
- 臥位
  ・就寝時

知覚過敏
- ストレス

　逆流性食道炎の原因は胃酸の増加、胃酸の逆流増加、知覚過敏であると考えられております。

①食道裂孔ヘルニアとは

　胸（食道）と腹（胃）は横隔膜で分かれています。その横隔膜にある食道裂孔が緩み、胃が胸部に脱出している状態（ヘルニア）を食道裂孔ヘルニアといいます。

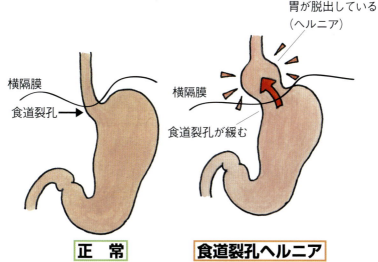

正常　　　食道裂孔ヘルニア

6 逆進性食道がん（GERD）とバレット食道

②ピロリ菌との関係は

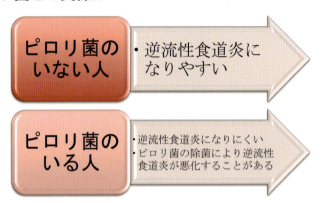

ピロリ菌は胃の中でアンモニアを産生し、胃酸を中和して生きています。そのため、ピロリ菌のいる人は酸が弱く、逆流性食道炎になりにくいのです。

反対にピロリ菌のいない人は、比較的酸が強いため、逆流性食道炎になりやすいのです。ピロリ菌の除菌により、酸が増え、逆流性食道炎が悪化することがあります。

③逆流性食道炎の人はピロリ菌を除菌しない方がよいか

日本人は胃がんが多いので、一般的には除菌する方が良いと考えます。

今後、「バレット食道がんになりやすい体質の人は、除菌しない」などといった考え方が、出てくるかもしれません。

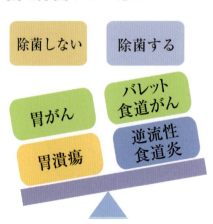

2. 逆流性食道炎の症状は

　症状は胸やけ、胃液の逆流、げっぷ、胸痛、のど・胸部の違和感、咳、不眠など、多岐にわたります。

　胸やけ、胃液の逆流、げっぷが、典型的な症状です。

　胃液の逆流やげっぷのことを、「呑酸」といいます。食後や、空腹時に生じることが多いようです。

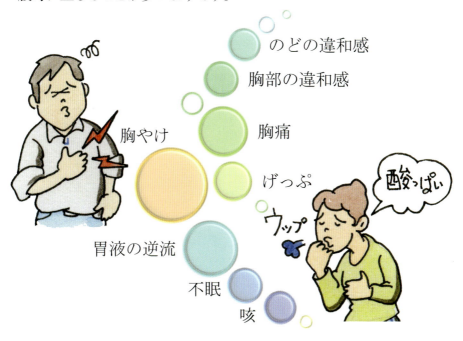

6　逆進性食道がん（GERD）とバレット食道

3. 逆流性食道炎（GERD）はどのように診断するか

　逆流性食道炎の診断は、内視鏡と診察にて行います。
　内視鏡では、食道胃接合部（食道と胃の境界）の異常（変色、びらん、潰瘍）により診断します。
　内視鏡で異常がない方の場合、胸やけや胃液の逆流などの「典型的な症状がある」、「プロトンポンプ阻害薬（PPI）で症状が改善する」（＝PPIテスト）といったことから、診断することがあります。

| 内視鏡 | ・食道胃接合部の異常
　変色
　びらん、潰瘍 |

| 症状 | ・典型的な症状
　胸やけ、胃液の逆流
・PPIテスト
　症状がPPIで改善する |

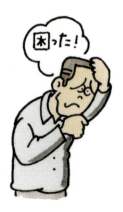
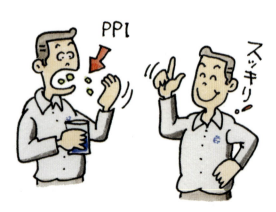

逆流性食道炎の内視鏡重症度分類

逆流性食道炎は内視鏡にてロサンゼルス分類を用い、重症度を分類します。

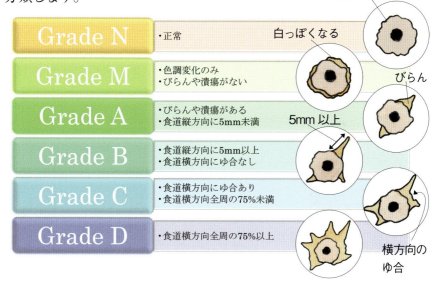

ロサンゼルス分類の grade M はごく軽度の逆流性食道炎で、頻度は高いです。

Grade B や C は逆流性食道炎の中では程度の強いもので、治療が必要です。

6 逆進性食道がん（GERD）とバレット食道

4. 逆流性食道炎の治療方法は

薬の効果は

　逆流性食道炎は、薬が比較的よく効く病気です。

　逆流性食道炎に対しては、プロトンポンプ阻害薬（PPI）という胃酸を抑制する薬で治療します。H2ブロッカーを用いる場合もあります。

　症状のある時だけ内服する「On demand療法」という治療法も有効です。

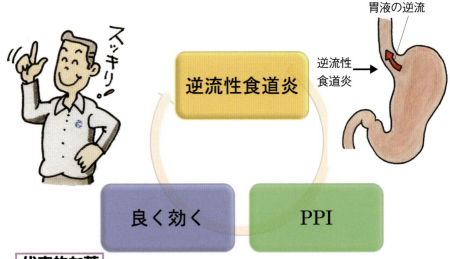

代表的な薬	
PPI	タケキャブ®、パリエット®、ネキシウム®、タケプロン®、オメプラール®
H2ブロッカー	ガスター®、ザンタック®、アシノン®、タガメット®、アルタット®、プロテカジン®

食事・生活上の注意点は

　薬で良くなるケースは多いのですが、薬を止めると症状が悪化してしまうことも多いので、日常生活において注意していくことが大切です。

　食生活では、逆流性食道炎を起こしやすい食物をとらない、暴飲・暴食をしない。

　姿勢では、食後すぐ横にならない、前かがみの姿勢にならず背筋（せすじ）を伸ばす、上半身を高くして寝る（ベッドの頭側を少しだけ高くして全体に傾斜をつける）。

　その他、禁煙、禁酒、肥満解消などが、あげられます。

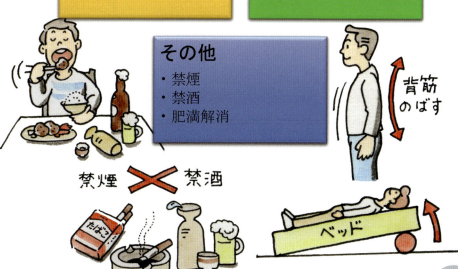

6 逆進性食道がん（GERD）とバレット食道

逆流性食道炎を起こしやすい食べ物は

脂っこい食事
- 揚げ物
- 脂肪の多い肉
- 脂っこいラーメン

甘いもの
- チョコレート
- ケーキ
- あんこ

さつま芋
- 芋ねえちゃん要注意！

アルコール

唐辛子

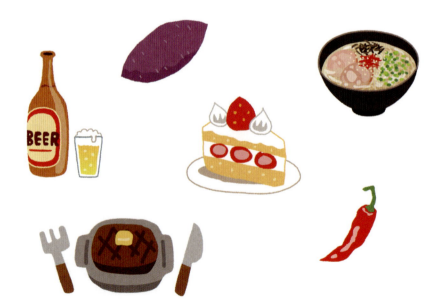

5. 逆流性食道炎はがんになりやすいか

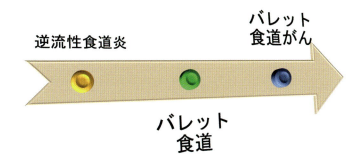

　逆流性食道炎を繰り返すことにより、バレット食道が発生し、そこからバレット食道がんが発生することがあります。
　そのため、「逆流性食道炎はがんになりやすい」と言えます。
　今のところ、日本人でバレット食道がんになる人は、少ないといえます。これは、ピロリ菌感染症が多く、逆流性食道炎の人が少なかったことによるものと推測されます。

6. 逆流性食道炎は内視鏡フォローが必要か

　軽症であれば、「逆流性食道炎のために」内視鏡フォローをする必要はありません。一般の定期検診の際にフォローすればよいでしょう。

　重症のものや、バレット食道のある方は、1〜2年ごとに定期的な内視鏡フォローを受けるとよいでしょう。

軽症

定期フォロー不要

重症、バレット食道を有する

1〜2年ごとのフォロー

7. バレット食道とは

　食道胃接合部（EGJ：食道と胃の境界）の食道側の粘膜が、胃に似た粘膜になることを「バレット食道」といいます。

　逆流性食道炎が、「バレット食道」になる原因の一つです。「バレット食道」は、がんが発生するリスクになるので、経過観察をする必要があります。

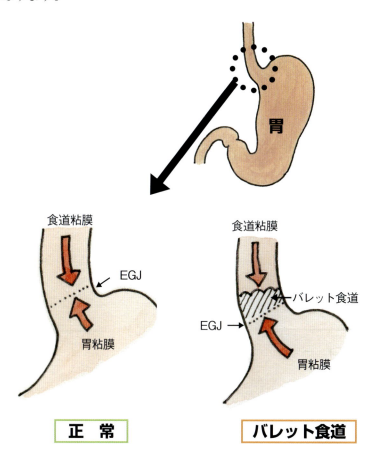

6 逆進性食道がん（GERD）とバレット食道

バレット食道の種類

 SSBE
Short Segment Barrett 's Esophagus
バレット上皮

 LSBE
Long Segment Barrett 's Esophagus
バレット食道

　バレット食道には、SSBE と LSBE があります。LSBE は全周性で 3cm 以上のバレット食道です。SSBE はそれ以外のバレット食道です。日本人の場合、バレット食道のほとんどが SSBE（バレット上皮）です。

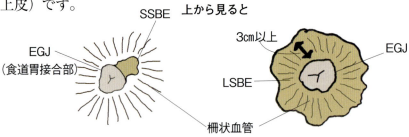

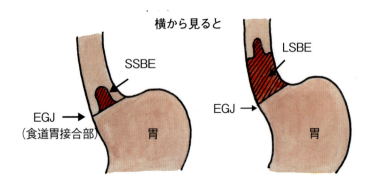

8. バレット食道がんとは

バレット食道に発生するがんのことです。

通常の食道がんとバレット食道がんの違い

通常の食道がんは「扁平上皮がん」でバレット食道がんは「腺がん」です。

胃がんや大腸がんも「腺がん」です。

通常の食道がんは食道全域に発生しますが、バレット食道がんはバレット食道のみに発生します。

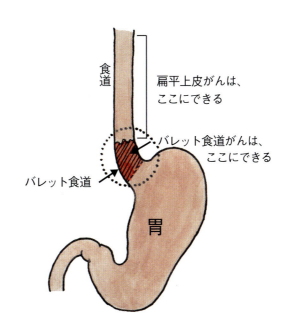

6 逆進性食道がん（GERD）とバレット食道

日本のバレット食道がんは多いか

　日本では、90％が扁平上皮がんで、10％がバレット食道がんです。食道がんは胃がんなどに比べ、頻度の少ないがんです。バレット食道がんは、その食道がんの10％しかないので、まだ少ないがんであるといえます。

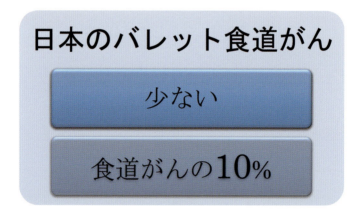

世界ではバレット食道がんは増えているか

　世界ではバレット食道がんは大変増えています。欧米では、食道がんの半数以上が、バレット食道がんです。特に白人男性に増加が顕著です。世界の学会では、バレット食道がんが、大変ホットな話題となっています。

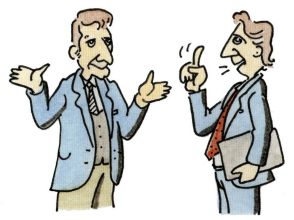

世界のバレット食道がん
- 増えている
- 欧米では食道がんの半数以上
- 特に白人男性に多い

6 逆進性食道がん（GERD）とバレット食道

日本でバレット食道がんは増えるか

　日本ではバレット食道がんが、まだ少ないため、「日本人は人種的（遺伝子的）にバレット食道がんになりにくいのではないか」とも考えられます。しかし、現在、原因である逆流性食道炎やバレット食道は増えています。

　これはピロリ菌感染者の減少と食生活の欧米化によるものと考えられます。

　そのため、今後、「日本でもバレット食道がんは増えてくる」と予想されています。

　実際に私どもの施設でも、6例のバレット食道がんが発見されております。

バレット食道がんは増えるだろう

バレット食道は増えている

逆流性食道炎は増えている

ピロリ菌感染者が減っている

7 ピロリ菌

1. ピロリ菌は胃がんの原因か

　ピロリ菌とは胃に生息する細菌です。胃の幽門（ピロルス）に棲むらせん状（ヘリコ）の細菌（バクテリア）という意味で、ヘリコバクター・ピロリとも呼ばれています。

　今から30年前の1983年に発見され、その後研究が進み、「胃がんの原因である」ことが解明されました。ピロリ菌に感染すると萎縮性胃炎が起こり、胃がんが発生すると考えられています。

　感染症による発がんは、肝炎ウイルスによる肝がんやパピローマウイルスによる子宮頸がんが有名です。がんのなかには、ウイルス感染によるものがあるとは分かっていましたが、細菌による発がんがあることは、ピロリ菌で初めて解明されました。

7 ピロリ菌

ピロリ菌は胃がんの他、何を起こすか

　ピロリ菌は胃がんの原因として有名ですが、胃がん以外にも慢性胃炎、胃潰瘍や十二指腸潰瘍、胃MALTリンパ腫、特発性血小板減少症の原因になります。それらの病気に対しては、除菌治療を行うのが一般的です。

　また、ピロリ菌がいない人は、逆流性食道炎とともに小児のぜんそくやアレルギーが多く起きていることが分かっています。

　ピロリ菌はおおよそ悪者ですが、少しだけ良いこともしているようです。

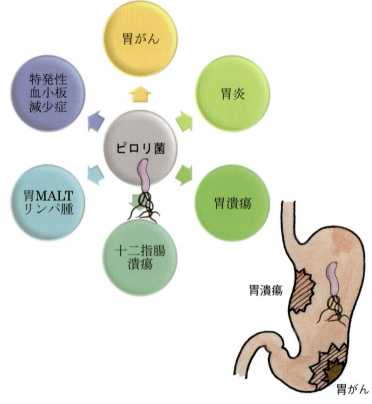

2. 世界と日本のピロリ菌は

　全世界でのピロリ菌の感染率は、約50％といわれています。感染率は発展途上国で高く、先進国で低い傾向があります。

　日本では、「高齢者は発展途上国並みに感染率が高く、若者は先進国並みに低い」といえます。

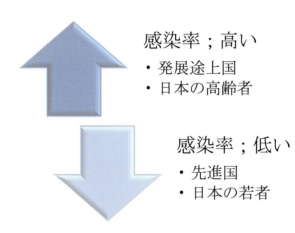

ピロリ菌感染率

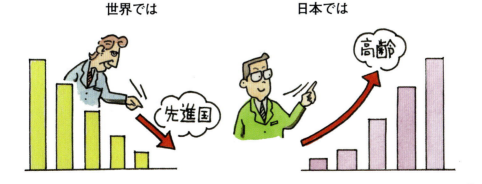

7 ピロリ菌

世界と日本の胃がんは

　胃がんは世界でも肺がん・肝がんに次ぎ、3番目になくなる人の多いがんです。毎年70万人ほどの人がなくなっています。

　胃がんは、東アジア（特に日本）において多発しているのに対し、欧米では少ない病気です。地域によって発生率が異なるわけです。胃がんの発生頻度は日本が、なんと世界一です。2位が韓国、3位が中国と、東アジアに60％以上が集中しています。この地域差には、ピロリ菌の種類や人種差が関与していることが分かっています。

　ピロリ菌の遺伝子の地域による違いを調べ、人種のルーツに関する研究もされています。ピロリ菌は約58000年前に人類とともにアフリカを旅立ち（グレートジャーニー）、ヨーロッパの一部、中央アジアを経て、東アジアに到達したと報告されています。ピロリ菌の祖先は、宇宙生物なのかもしれません。

世界の胃がん	
多い；第3位と肺がん・肝がんに次ぐ	
地域により発症率が異なる	
東アジア（特に日本）	欧米
胃がんが多い	胃がんが少ない

　一方、ピロリ菌の感染率が高い国は、胃がんや胃潰瘍が多いのですが、そうでない国もあります。これは"enigma（なぞ）"といわれ、大きな謎なのです。

胃がんが日本で多く、欧米で少ないのはなぜか

　ピロリ菌は、ヒトと同じく遺伝子をもっています。日本と欧米のピロリ菌の遺伝子型は違います。その遺伝子の違いにより、ピロリ菌は、CagAという発がん性の高いタンパク質を持っているものと、持っていないものに分かれます。

　このCagAがピロリ菌から胃内に注入され、胃がんを発生すると考えられています。さらに、CagAには東アジア型と欧米型があり、東アジア型は、発がん性が高いことが分かっています。

　日本のピロリ菌の多くは、この東アジア型CagAを持っています。つまり、「日本のピロリ菌は胃がんを起こしやすい」のです。そのため、日本は欧米に比べ胃がんが多いと考えられています。

　日本人は、「胃がんを起こしやすいピロリ菌に感染している」だけでなく、「胃がんになりやすい遺伝的素因を持っている」ため、胃がんが世界的にも多い国民なのだと、著者は考えています。

日本は欧米より胃がんが多い

日本のピロリ菌は胃がんを起こしやすい

日本と欧米のピロリ菌は遺伝子型が違う

3. ノーベル賞級の大発見か

　ピロリ菌は1983年、オーストラリアの医師MarshallとWarrenにより発見されました。
　胃の内部は、胃液に含まれる塩酸によって強酸性であるため、ピロリ菌が発見されるまでは、細菌が生息できない環境だと考えられていました。ところが、ピロリ菌はウレアーゼと呼ばれる酵素を産生し、この酵素が胃粘液中の尿素をアンモニアと二酸化炭素に分解し、生じたアンモニアが胃酸を中和することによって、酸から自身を守り、胃の中に生息していたのです（p95 図）。
　長い間、胃潰瘍の原因は、ストレスや辛い食べ物、胃酸の分泌過剰であると考えられてきたのですが、実はピロリ菌であることを発見し、二人は「2005年にノーベル生理学・医学賞を受賞」しました。それまではピロリ菌の発見は「ノーベル賞級の発見」といわれていましたが、本当にノーベル賞をとったのです。

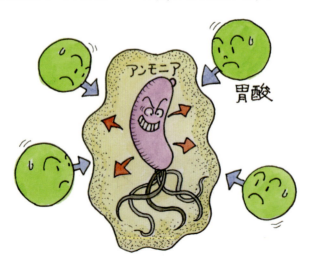

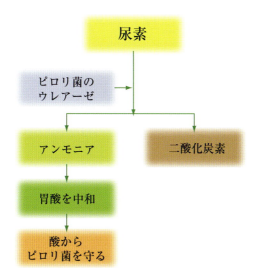

先日DDW（米国消化器病週間）へ学会発表を行った際、Dr. Marshallが座長を務めるセッションに参加いたしました。Dr. Marshallは、今も精力的に活躍しておられ、私たち消化器内科医にとっては、アイドル的存在です。

セッション終了後、人だかりができていたなか、写真を撮らせていただきました。

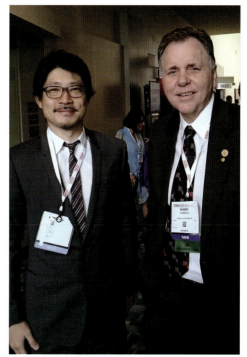

4. ピロリ菌はどのように感染するか

　ピロリ菌の感染経路については、不明な点も多くあります。数十年以前の衛生環境の悪い時期には、「飲み水」等から感染したと考えられています。環境のよい現在では、「幼少期に家庭内で、特に母親から口うつし等で感染する」と考えられています。

　成人してからの感染は少なく、仮に感染して急性の炎症を起こしても、その時点から慢性化して胃に定着することはまれであると、いわれています。故に、成人してからピロリ菌がいないことを検査で確かめている方は、まず安心です。成人してから早い段階で、ピロリ菌を一度チェックするといいですね。

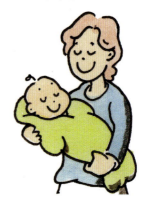

現在のピロリ菌の感染経路

- 幼少期
- 家庭内
- 特に母親から

ピロリ菌は胃のどこに棲んでいるか

　ピロリ菌は、胃の表面にへばりついたり、浮遊したりしています。腸上皮化生のない粘膜を求めて移動し、棲んでいるといわれています。
　初期は胃の出口に近いところ、萎縮性胃炎が進んでくると、胃の入り口に近い方に移り棲みます。

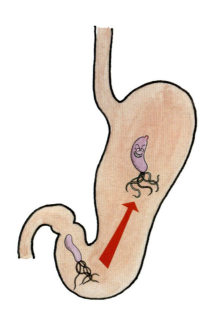

5. ピロリ菌はどのように検査するか

　ピロリ菌の検査には、以下のように、いくつか種類があります。それぞれの特性を考慮し、状況により検査を組み合わせ診断します。

　血液検査と内視鏡検査を組み合わせて診断するのが、ベストです。除菌後の判定には、一般的には尿素呼気試験を行うのがよいでしょう。血液検査でグレーゾーンがあるなど、ピロリ菌の診断は難しいときが結構あります。その際は、ピロリ菌感染症認定医を受診するとよいでしょう。

血液検査
- 血中の抗体の量を測定・精度が高い・簡単
- 数値が胃がんのリスクと関連がある・グレーゾーンがある
- 除菌後の抗体価低下に時間がかかるため、除菌後の判定に使用するときは注意が必要

尿素呼気試験
- 試薬を服用し、吐いた息を調べる・精度が高い・やや煩雑
- 事前に中止しなくてはならない薬がある

便中抗原検査
- 便を調べる・精度が高い・やや煩雑

内視鏡検査
- 内視鏡の所見で判定・発赤、白色粘液の付着、ひだの肥厚
- 内視鏡医の熟練が必要

病理組織学的検査
- 内視鏡にて採取した胃粘膜を顕微鏡で観察する
- 病理医の熟練が必要・内視鏡を受ける必要がある

迅速ウレアーゼ試験
- 内視鏡にて採取した胃粘膜を、検査試薬内に入れて調べる
- 内視鏡を受ける必要がある・迅速だが精度はさほど高くない

培養法
- 内視鏡にて採取した胃粘膜を培養する・内視鏡を受ける必要がある
- 薬剤感受性を測定することができる

尿素呼気試験の仕組みは

　ピロリ菌が尿素を分解する特性を利用した検査です。放射性同位元素である ^{13}C を含む尿素を、検査薬として服用します。

　ピロリ菌が胃内に生息していると、検査薬は二酸化炭素とアンモニアに分解されます。この二酸化炭素には検査薬 ^{13}C が含まれていて、呼気中に出てくる二酸化炭素の ^{13}C を調べることで、ピロリ菌の有無を判定することができます。

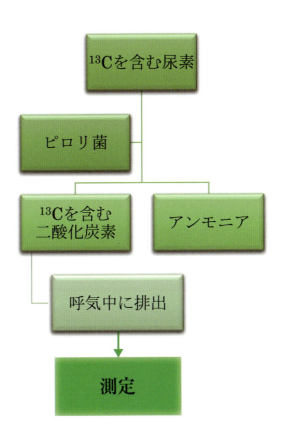

6. ピロリ菌の除菌方法は

　抗生剤を2種類組み合わせ、PPI（酸を抑制する胃薬）と一緒に1週間飲むという方法です。
　初回の除菌（1次除菌）では、抗生剤の組み合わせは、クラリスロマイシンとペニシリンを使用するのが一般的です。

除菌でわずかにピロリ菌が残った場合は

　除菌とは完全に菌がいなくなることです。わずかでもピロリ菌が残ると「除菌は失敗」です。
　1次除菌で失敗した場合、2回目の除菌（2次除菌）を行います。
　2次除菌では、メトロニダゾールとペニシリンを、抗生剤として使用することが一般的です。

除菌の成功率は

　私どもの施設では、3500例の除菌を行っていますが、調査したところ1次除菌の成功率は65％でした。2次除菌の成功率は88％でした。1次除菌では3人に1人が失敗し、2次では10人に9人の割合で成功していました。
　また1次除菌については、1960年よりも前に生まれた人の成功率は70％、1960年以降に生まれた人は60％と、若い人のほうが低い成功率であることが明らかになりました。2次については、生まれた年代での成功率に変化はなく、約9割でした。1次除菌に使用

するクラリスロマイシンの効きやすさが関与している可能性が示唆されました。

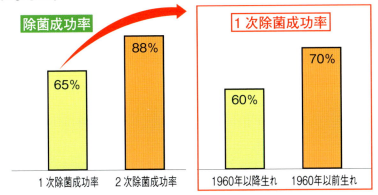

最近新発売された、ボノプラザン（タケキャブ®）を使用して除菌した場合、成功率が上がります。当院での１次除菌の成功率は、65％から83％に上がりました。

除菌した後は再感染しないか

現在の日本において、成人では、「除菌後再感染することは、非常に少ない」といわれております。

除菌成功と診断されたことがあるのに、また感染していると診断された場合、「除菌後の再感染」と考えるより、「除菌判定のエラー」を、まず考えるべきです。

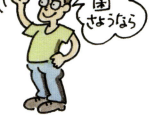

7 ピロリ菌

ピロリ菌はいつ除菌するのがよいか

　除菌は胃がん予防の観点から考えると、なるべく萎縮が進む前に、つまり若い時に行うのが望ましいといえます。1年でも早いほうがよいとの報告もあります。中学卒業時、成人時が良いタイミングではないでしょうか。

　子供への感染を予防するという観点からは、妊娠前には是非除菌をすませておきたいものです。

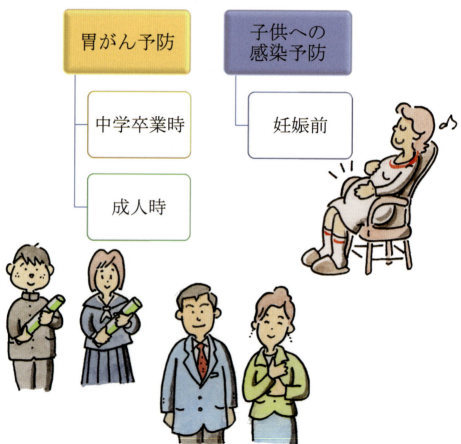

高齢の方の除菌はどうすればよいか

　高齢の方の除菌は、どうすればよいかということが、専門家の間で議論になっています。

　高齢の方は、残念ながら除菌による胃がん予防の効果は、あまりありません。しかし、脳梗塞の予防のためにアスピリンなどの"血液をサラサラにする薬"を服用する方が、高齢の方の中には多くおられます。"血液をサラサラにする薬"は胃潰瘍の原因となり、さらに胃潰瘍からの出血を止まりにくくさせてしまいます。

　そのため、ピロリ菌のいる高齢者の方が、"血液をサラサラにする薬"を服用すると、大変危険な状態になることがあります。

　高齢の方が"血液をサラサラにする薬"を服用する場合は、その前に、除菌することをお勧めします。

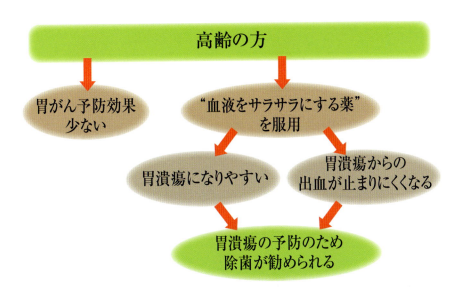

7 ピロリ菌

除菌の副作用は

　除菌の副作用は、ほとんどが組み合わせて飲む2種類の抗生剤によるものです。最も頻度が高いのは、一過性の下痢です。

　頻度は低いのですが、出血性腸炎となり、血便等症状が強く出ることもあります。またペニシリンアレルギーの方は、全身にひどい発疹を起こすことがあります。逆流性食道炎が増加することも分かっています。

　これらの副作用は、実際服用してみないと、出るかどうか分かりません。ピロリ菌除菌による恩恵とその副作用を天秤にかけるしかないと、考えます。

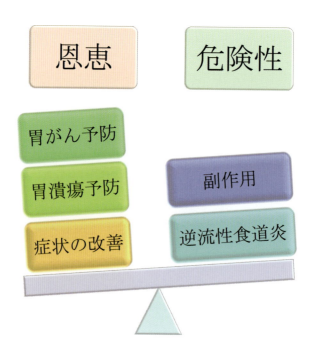

7. ピロリ菌の除菌は胃がんを予防するか

　ピロリ菌が胃がんの原因であることは、分かっています。
　そこで、ピロリ菌の除菌は胃がんを予防できるかどうかということが、活発に議論されています。現在、「ピロリ菌の除菌は胃がんを予防する」と考えられております。
　2004年のWongの研究報告以来、多くの報告がなされています。2014年にFordが、1500編以上の世界中の論文のなかから、優れたもの9編を抽出し、解析しました。そうして、「除菌により胃がんになる人が3分の2に減る」という結果が得られました。
　これは、確かに予防効果はあるものの、それほど大きな効果ではないということです。これを、日本人に当てはめてみましょう。
　ピロリ菌に感染している日本人は、100人に10人が胃がんになります。除菌により、そのリスクが3分の2に減るので、100人に7人が胃がんになるということになります。結構多くの人が、除菌後も胃がんになるわけです。しかし、見方を変えますと、1週間薬を飲んでピロリ菌を除菌するだけで、100人のうち3人は胃がんにならなくて済むわけですから、除菌は素晴らしいことです。結論として、除菌はした方がいいのです。

7 ピロリ菌

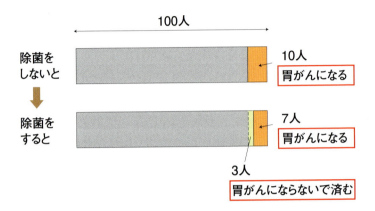

除菌後は胃がんが発生しないか

「除菌後も胃がんは発見されます」。"除菌をしたらもう安心"ということではないのです。

もともと、ピロリ菌感染のある人は、ない人と比べ、胃がんになる危険は30倍ぐらい高いと考えられています。除菌により胃がんの危険が「3分の2に減る」ということなので、除菌後の人はピロリ菌感染のない人の20倍ぐらい胃がんになる危険がある、ということになります。

ピロリ菌に感染していた人は、除菌により胃がんになる危険は減りますが、除菌後も依然「胃がんになる危険性の高いグループ」な

のです。

　実際に、私共の施設においても、除菌後も多くの胃がんが発見されております。

　ピロリ菌の感染状況が分かっている胃がん 150 例のうち、ピロリ菌陰性がんは 3 例のみでした。それ以外はピロリ菌感染がんで、陰性がんの 30 倍以上でした。ピロリ菌感染がんのうち、除菌後胃がんは 50 例にのぼります。

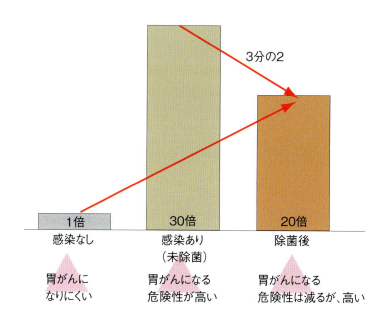

除菌後の胃がんの特徴

　除菌後に発見された胃がんは、"小さいサイズ"の早期がんで見つかることが多く、結果的に内視鏡手術が可能であるケースが多いといえます。

　しかし、これは除菌後も定期的に内視鏡を受けている方に限られております。

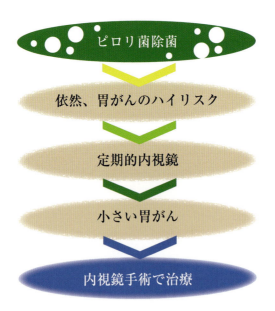

除菌後は内視鏡は不要か

　除菌も大切ですが、除菌後の内視鏡による経過観察は、実は、より大切です。

　除菌をする前は、定期的に検査を受けていました。それが、除菌をし「除菌後は胃がんになることは、ほとんどない」と誤解してしまい、定期検査を止めてしまいました。その結果、進行胃がんで見つかり、命を落とすようなことになれば、除菌をしなければ良かったということになります。

　ですから、除菌後も、定期的に内視鏡を受けることは、大変大事なことなのです。

　除菌により予防できる胃がんは、せいぜい1/3です。2/3の胃がんは予防できないので、早期発見に努めなくてはなりません。

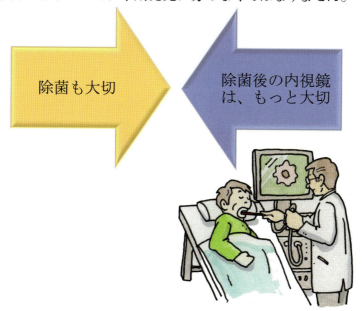

8 胃がん

1. 胃がんとは

　胃は、食道と十二指腸の間にあり、上腹部に位置します。
　胃の役割には、食べ物を一時的に貯める、蠕動運動により食べ物を細かくする、胃酸や消化酵素を分泌し、食べ物を消化するなどがあります。
　胃の粘膜から胃がんが発生します。
　胃がんのほとんどは、腺がんであり、分化型と未分化型があります。

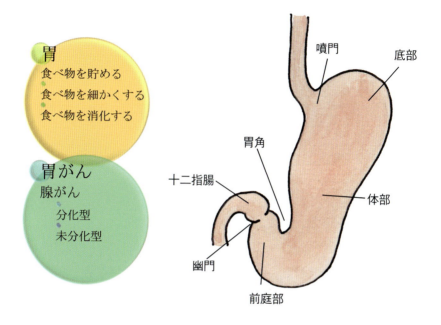

2. 日本は胃がん大国か

　2014年の予測では、依然、胃がんが「日本人のかかるがんの中で最多」です。日本は胃がん大国なのです。世界で最も胃がんになりやすい国は、日本です（小さな胃がんが発見されていることや長寿であることも、要因の一つとして考えられますが）。

　がんでなくなる方の中では、胃がんは肺がんに次ぎ2番目です。年間13万人の方が胃がんにかかり、5万人の方が胃がんでなくなっています。

8 胃がん

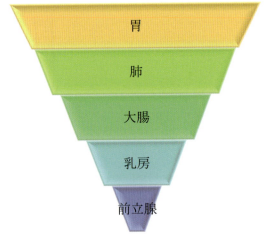

日本人のかかるがん

　胃がんの原因はピロリ菌であり、現在、がん年齢と言われる50歳以上の方で、ピロリ菌に感染している確率は、50%以上と考えられています。

　ピロリ菌の感染者は若い人では減ってきている（小学生は5%程度）ので、今後胃がんは減少していくことが予想されます。

　しかし、現在のところ日本は胃がん大国です。

3. 胃がんの原因は何か

胃がんの最大の原因

ピロリ菌

「胃がんの最大の原因はピロリ菌」です。

　胃がんになった人は、ほとんどの人がピロリ菌の感染者であり、ピロリ菌に感染したことがなければ、胃がんになることはまれです。胃がんの原因の約9割は、ピロリ菌の慢性感染が原因であると推測されています。

　ピロリ菌と胃がんの関連を決定づけたのは、2001年に発表された New England Journal of Medicine からの Uemura による報告でした。「ピロリ菌がいる人だけから胃がんが発生し、ピロリ菌のいない人からは胃がんが発生しなかった」ことを、次頁のグラフは示しています。「ピロリ菌が胃がんの発がんに大きく関与している」ことが明らかにされたのです。

8 胃がん

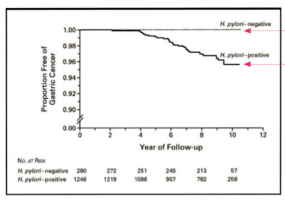

ピロリ菌のいない人から、胃がんは発生しなかった。
ピロリ菌のいる人から、胃がんは発生した。

New England Journal of Medicine

胃がんはどのように発生するか

　胃がんはどのように発生するかといいますと、まずピロリ菌に感染します。幼少時にピロリ菌が胃の中に入り、棲みつきます。
　そこで、ピロリ菌が慢性的に胃炎を起こし、胃の粘膜は徐々に萎縮し、萎縮性胃炎になります。これは10年単位の変化です。
　その萎縮性胃炎が進展し、胃がんが発生するのがメインルートと考えられています。つまり、「ピロリ菌が胃炎を起こし、そこから胃がんが発生する」のです。

ピロリ菌感染 → 萎縮性胃炎 → 胃がん

胃がんになりやすい人とは（ピロリ菌以外で）

胃がんになりやすい主な人を挙げると、次のとおりです。

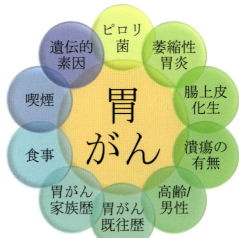

ピロリ菌のいる人

萎縮性胃炎のある人

腸上皮化生のある人

胃潰瘍のある人

十二指腸潰瘍のない人

高齢の方

男性

胃がんになったことのある人

胃がんの家族がいる人

高塩分の食事をする人

野菜・果物不足の人

喫煙者

遺伝的になりやすい人

8 胃がん

食べ物は関係あるか

　胃がんになりやすい食べ物として分かっているのは、高い塩分の食事です。野菜・果物の不足もよくありません。

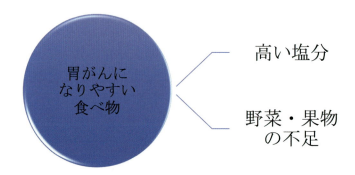

胃がんの家族歴のある人は胃がんになりやすいか

　家族歴も重要です。
　胃がんの家族歴のある人は、胃がんの家族歴のない人に比べ、3倍も胃がんになりやすいことは分かっています。
　ピロリ菌は家族から感染するため、胃がんになったことのある家族と同じタイプの「胃がんを起こしやすいピロリ菌」に感染し、家族と似た「胃がんになりやすい体質」を、遺伝的に持っているためです。さらに、生活環境も似ています。
　そのため、胃がんの家族がいる人は、胃がんになりやすいと考えられます。

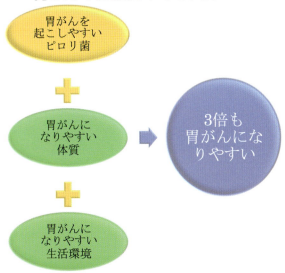

遺伝子的に胃がんになりやすい人は

　遺伝子的にも、PSCA 遺伝子の型により、胃がんになりやすい人が分かっています。

　また、PSCA 遺伝子型は、胃潰瘍になる人と十二指腸潰瘍になる人で違います。胃潰瘍型の PSCA 遺伝子の人は、胃がんになりやすく、十二指腸潰瘍型の PSCA 遺伝子の人は、胃がんになりにくいことが 2012 年、Nature Genetics にて Matsuda らによって報告されました（p118 グラフ）。2001 年の Uemura の報告でも、十二指腸潰瘍の人は胃がんになりにくいとされており、それを支持する結果でした。

　実は、血液型が O 型の人は遺伝子的に十二指腸潰瘍になりやすいことも分かっています。

8 胃がん

全ゲノム関連解析の結果

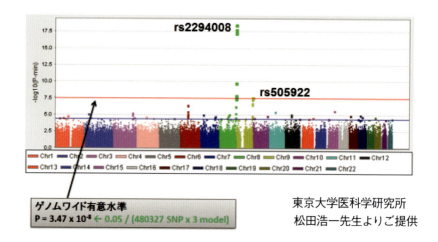

東京大学医科学研究所
松田浩一先生よりご提供

スキルス胃がんの原因は

　スキルス胃がんは進行が速く、発見の難しいがんです。胃がんの中で悪者として扱われています。そのスキルス胃がんも、やはりピロリ菌が主な原因です。

胃がんの予防法は

　ピロリ菌の除菌とアスピリン服用に、予防効果のあることが、判明しています。食生活の改善や禁煙に予防効果がありそうですが、実際にはその効果は不明です。
　がん予防が困難な場合は、早期発見に努めるしかありません。
　胃がんの予防は、まずは除菌です。その後は、胃がんの早期発見に向けて、定期的に内視鏡検査を受けることが大切です。

4. 胃がんの症状は

胃がんの症状として、次のものが挙げられます。
胃炎や胃潰瘍と似た症状です。

| 上腹部を中心とした症状 |
- 腹部の違和感・腹痛・吐き気・胸やけ
- 食べ物のつかえ・腹部のしこり

| 出血による症状 |
- 黒色便・貧血

| 全身症状 |
- 食欲不振・体重減少・腹水

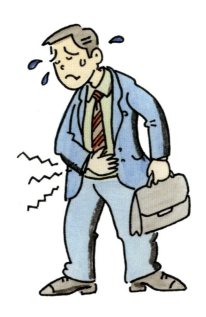

8 胃がん

胃がんの症状は薬で改善するか

　がんであっても、胃薬を飲むことで一時的に改善することがあります。しかし、それは症状が改善されただけであって、病気は治っているわけではありません。
　「薬を飲んで改善したから、がんではない」とは言えないのです。

| 胃がんは薬で症状が改善することがある | | 「薬で改善したからがんではない」とは言えない |

早期胃がんの症状は

　胃がんも、早期には症状が出ることは少ないといえます。
　進行がんであっても、症状がないことは、よくあります。
　「症状がないから病気はない」はあり得ません。「症状がないのは、病気が早期だからかもしれない」なのです。
　症状が出る前に検査を受け、早期がんで発見し、内視鏡で治療できれば理想的です。

- 早期がんには症状がない
- 症状が出る前に検査
- 早期がんで発見
- 内視鏡で治療が可能

5. 胃がんの発見方法

　胃がんを発見する方法としては、内視鏡のほかにバリウム、ペプシノゲン、CT、PET などがあります。しかし、お勧めは内視鏡検査です。

胃がんを早期発見するためには

　胃がんを確実に早期発見するには、どうしたらよいか？
　定期的に「内視鏡を受けること」です。
　バリウムでは小さながんは見逃されることがありますので、早期に胃がんを見つけるには、内視鏡がベストです。
　胃がんを早期に発見することの最大のメリットは、命が助かることです。次に挙げられるのが、早期であればあるほど、治療の負担が減ることです。しっかり早期に発見していきたいものです。

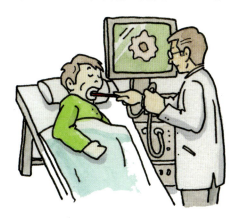

内視鏡　＝　早期胃がんの発見

8 胃がん

スキルス胃がんを見つけるためには

　スキルス胃がんは、悪性度の高い胃がんとして有名です。
　胃の壁の中を広がっていき、表面は正常のこともあります。
　早期のスキルス胃がんは、内視鏡での発見が困難といわれておりますが、バリウムでの発見も困難です。
　最終的には内視鏡で生検をして、診断するしかありません。
　スキルス胃がんを見つけるためには、内視鏡を受けるのが良いのです。

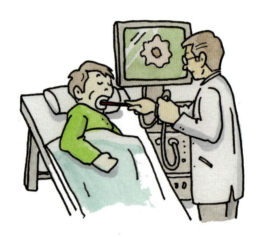

内視鏡　＝　スキルス胃がんの発見

適切な内視鏡フォローの間隔は

「内視鏡をどれくらいの間隔で受けるとよいか」ということですが、胃がんの早期発見を目的とする場合、まず胃がんになる危険が高いグループと低いグループに分けるとよいでしょう。

胃がんになる危険が高いグループとは、ピロリ菌に感染中またはその除菌後の方で、胃粘膜の萎縮の強い方です。このグループの人は、年に1回内視鏡を受けると良いでしょう。がんを疑うような病変のある方は、間隔をさらに短くするべきでしょう。

危険の低いグループとは、ピロリ菌に感染したことのない方です。内視鏡は2、3年に1回程度でよいと考えます。

胃がん以外の病気もありますので、それらの危険性を総合的に判定して、内視鏡の間隔を決めるのがよいでしょう。

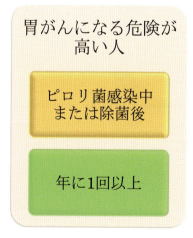
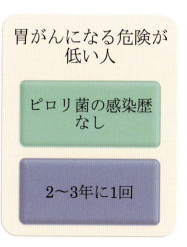

8　胃がん

内視鏡で胃がんのなりやすさも判定できるか

　胃粘膜の萎縮の強い人は、胃がんになりやすいことが分かっています。

　萎縮の程度は、内視鏡で調べることができます。故に、内視鏡で胃がんのなりやすさを判定することができるのです。内視鏡は胃がんを早期に発見するだけではないのです。

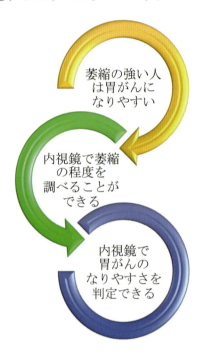

　Uemura の報告では、ピロリ菌がいて胃粘膜の萎縮の強い人は、軽い人の 4.9 倍胃がんになりやすいことが示されました（p125 表）。

TABLE 2. THE DEVELOPMENT OF GASTRIC CANCER IN *H. PYLORI*–POSITIVE PATIENTS ACCORDING TO ABNORMALITIES AT BASE LINE.

ABNORMALITIES AT BASE LINE	ALL H. PYLORI– POSITIVE PATIENTS (N=1246)	H. PYLORI– POSITIVE PATIENTS WITH GASTRIC CANCER (N=36)	RELATIVE RISK (95% CI)*	H. PYLORI– POSITIVE PATIENTS WITH INTESTINAL-TYPE CANCER (N=23)	H. PYLORI– POSITIVE PATIENTS WITH DIFFUSE-TYPE CANCER (N=13)
	no.	no. (%)		no.	
Grade of atrophy					
None or mild†	381	3 (0.8)	1.0	0	3
Moderate	657	18 (2.7)	1.7 (0.8–3.7)	9	9
Severe	208	15 (7.2)	4.9 (2.8–19.2)	14	1
Distribution of gastritis					
Antrum predominant†	699	2 (0.3)	1.0	0	2
Pangastritis	337	14 (4.2)	15.6 (6.5–36.8)	4	10
Corpus predominant	210	20 (9.5)	34.5 (7.1–166.7)	19	1
Intestinal metaplasia					
Absent†	782	6 (0.8)	1.0	1	5
Present	464	30 (6.5)	6.4 (2.6–16.1)	22	8

*CI denotes confidence interval.
†Patients in this category served as the reference group.

萎縮が軽い　　　4.9倍　　　New England Journal of Medicine
萎縮が強い

　また、ピロリ菌のいる人においては、胃粘膜の萎縮以外にも①胃ポリープ（腺腫と過形成性ポリープ）や、②胃潰瘍のある人は胃がんになりやすく、③十二指腸潰瘍のある人は胃がんになりにくいことが示されました。

　これらも内視鏡により診断できるので、内視鏡は胃がんのなりやすさを判定できるといえます。

③十二指腸潰瘍
①胃過形成性ポリープ
②胃潰瘍

New England Journal of Medicine

6. 内視鏡による胃がんの治療

　口から挿入する内視鏡で手術を行う内視鏡手術は、最も体に負担の少ない治療です。

　完治を目標とする場合、次に低侵襲治療として選択肢となるのが、腹腔鏡を含めた外科手術です。

内視鏡手術が可能な胃がんは

　どの病気においても、早期に発見すれば体に優しい治療を選択することができます。

　胃がんの場合も、「浅い早期がんで分化型であれば」、体に最も負担の少ない内視鏡手術が可能です。

　この方法を内視鏡的粘膜下層剥離術（Endoscopic Submucosal Dissection；ESD）と呼び、口から挿入した内視鏡で、胃がんを剥がし取る手術です。早期胃がんの最先端の治療で、1週間程度の入院で済みます。しかし、早期であっても、未分化型がんであったり、リンパ節の転移が疑われる場合は、外科手術を勧められることがあります。

　また、内視鏡手術でがん病巣をうまくとることができても、がんがリンパ節などに残っている可能性がある場合は、追加で外科手術が必要になることもあります。

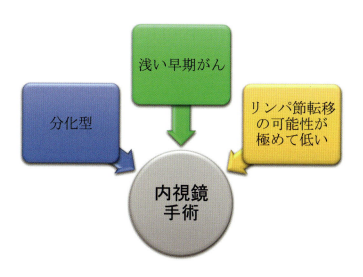

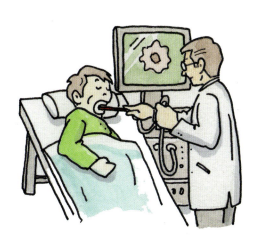

8 胃がん

内視鏡手術を選択できない場合は

　胃がんがもう少し進行している場合は、腹腔鏡下手術、さらに進行していると開腹手術となります。腹鏡手術は、おなかの壁に4、5か所の穴を開け、そこから腹腔鏡や鉗子を挿入し、手術を行います。開腹手術に比べると体に負担の少ない手術です。

　これらの手術は内視鏡手術と違い、おなかに傷がつきますが、リンパ節の郭清（かくせい）（切除）が可能になります。最近は多くの胃がんが、腹腔鏡下手術で治療できるようになっています。この場合、2～3週間程度の入院が必要となります。

　さらに進行していると、抗がん剤が必要となることがあります。

　早期に発見する大切さが分かります。

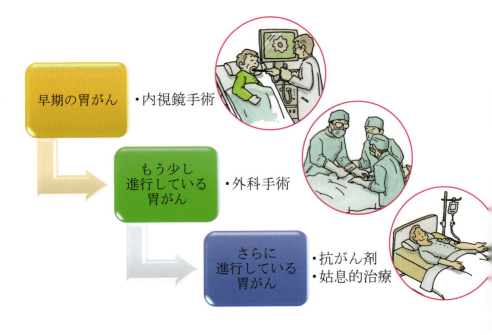

- 早期の胃がん　・内視鏡手術
- もう少し進行している胃がん　・外科手術
- さらに進行している胃がん　・抗がん剤　・姑息的治療

7. 胃ポリープは切除が必要か

　ポリープには、切除すべきポリープと切除しないでもよいポリープがあります。「大腸」のポリープは、腺腫と呼ばれるポリープが多く、がん化のポテンシャルを有するため、切除することが望ましいといえます。

　胃のポリープの多くは、胃底腺ポリープと呼ばれる大変性格の良いポリープなので、一般的には切除する必要はありません。

　ピロリ菌のいない「きれいな胃」にできやすいのが、胃底腺ポリープです。そのため、むしろ胃底腺ポリープがある場合は「胃がんになりにくい胃である」ともいえるのです。しかし、まれにではありますが、がん化の報告例もありますので、定期的に内視鏡にて経過観察することをお勧めします。

　また、胃底腺ポリープが多発している場合には、大腸腺腫が多発していることがあるので、大腸内視鏡を受けることをお勧めします。

　その他、ピロリ菌がいる人の胃にできるポリープには、過形成性ポリープや腺腫と呼ばれるものがあります。頻度は少ないのですが、これらのポリープには、注意が必要です。これらのポリープがある場合は、胃がんになりやすいためです。

　過形成性ポリープは、ピロリ菌の除菌により消失することが多く、切除が必要となることは少ないといえます。腺腫と診断を受けた場合は、がんである可能性があり、内視鏡で切除することが望ましいでしょう。

8 胃がん

胃ポリープ	ピロリ菌のいない人にできるポリープ	胃底腺ポリープ	ほとんどの胃ポリープがこれ 胃がんにはなりにくい 経過観察を要する 大腸腺腫が多発していることがある
	ピロリ菌のいる人にできるポリープ	過形成性ポリープ	持っている人は胃がんになりやすい 除菌で消失することが多い 除菌後に発生するものもある
		腺腫	持っている人は胃がんになりやすい 切除が望ましい

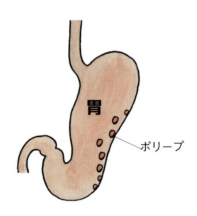

8. 胃炎の種類は

胃炎は時間経過、形態、原因により分類されます。
　萎縮性、化生性、鳥肌様胃炎は、胃がんのハイリスクなので、特に注意が必要です。

胃炎		
時間経過による分類	慢性	
	急性	
形態による分類	萎縮性	
	化生性	
	鳥肌様	
	表層性	
	びらん性	
原因による分類	ピロリ菌	
	胃酸過多	
	自己免疫	
	薬(アスピリンなど)	

8 胃がん

9.「ABC 検診」は有用か

　ABC 検診は有用な検査です。これは血液検査で、ペプシノゲン（PG）とピロリ菌抗体を測定し、その組み合わせから胃がんのなりやすさ（リスク）を判定するものです。

　PG はピロリ菌感染による胃粘膜の萎縮の程度と相関があり、PG（＋）の場合、萎縮があると考えられ、胃がんになりやすいといえます。PG（＋）で、ピロリ菌抗体（－）のグループ D（萎縮はあるがピロリ菌はいないという人）が、最も胃がんになりやすいと判定されます。

　ピロリ菌が萎縮を起こし、その萎縮がどんどん進んでいき、終にはピロリ菌も棲めなくなってしまった状況を考えればよいのです。このような状況が一番危ないのです。グループ D でのがん発見率は年間 2% 前後です。丁寧な内視鏡によるフォローが必要です。

　また、ペプシノゲン（＋）でピロリ菌抗体（＋）の場合（グループ C）も胃がんになりやすいといえます。

　ABC 検診は、ピロリ菌除菌後の方にはあてはめることができないので、除菌後の方は注意が必要です。

A	B
・ピロリ菌－ ・PG－ ・胃がんになりにくい	・ピロリ菌＋ ・PG－

D	C
・ピロリ菌－ ・PG＋ ・胃がんに最もなりやすい	・ピロリ菌＋ ・PG＋ ・胃がんになりやすい

9 大腸がん

9 大腸がん

1. 大腸がんとは

　大腸は小腸と肛門の間にあり、約1.5ｍの長さです。

　大腸は結腸と直腸に分けられ、結腸はさらに奥から盲腸、上行結腸、横行結腸、下行結腸、Ｓ状結腸に分けられます。

　小腸は栄養を吸収するのに対し、大腸は水分を吸収するのが主な役割です。また大腸の中には、人間の細胞数（60兆個）より多い100兆個の腸内細菌が生息しています。腸内細菌は生態系を作り、そのバランスは変化し、人間と共生し、健康に影響を与えます。

　大腸の粘膜から大腸がんが発生します。

　大腸がんのほとんどは腺がんです。

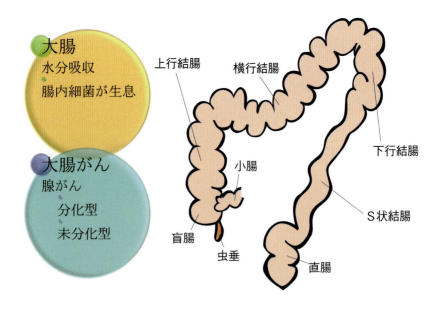

遺伝性の大腸がんについて

　大腸がんの中の5%が遺伝性のがんです。遺伝性の大腸がんには、HNPCCと家族性大腸腺腫症があります。

① HNPCCとは

　HNPCCとはHereditary nonpolyposis colorectal cancerの略で、遺伝性非ポリポーシス性大腸がんのことをさします。リンチ症候群とも呼ばれます。

　遺伝子の異常を修復する遺伝子（ミスマッチ修復遺伝子）に異常があります。

　HNPCCは以下の特徴を持っています。

Ⅰ 若くして大腸がんができる
　(1)　50歳より若い年で発生
　(2)　20歳、10歳代で発生することもある

Ⅱ がんが複数できることがある
　(1)　複数の大腸がんができることがある
　(2)　胃がんや子宮体がんなど大腸以外の臓器に複数のがんができることがある

Ⅲ 右側の大腸（盲腸、上行結腸、横行結腸）にがんが発生することが比較的多い

9 大腸がん

HNCCの家族歴の例

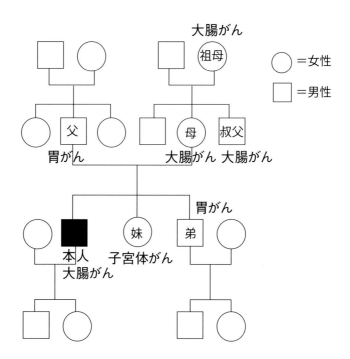

②家族性大腸腺腫症とは

　家族性大腸腺腫症（Familial adenomatous polyposis：FAP）は大腸に数え切れないほどたくさんの腺腫ができる病気です。

　APC遺伝子に異常があります。

　まれな疾患ですが、大腸がんに非常になりやすく、40歳代までに半数の方が大腸がんになります。

2. 日本人の大腸がんは増えているか

2014年の予測では、大腸がんはがんでなくなる方の中では、肺がん、胃がんに次ぎ3番目に多いがんです。女性では、がんでなくなる方の中では大腸がんが最も多いです。

年間13万人の方が大腸がんにかかり、5万人の方が大腸がんでなくなるとされています。そして、大腸がんは現在でも増えています。

膵がんなど根治が難しいがんに比べ、大腸がんは根治が可能なことが多く、さらに予防も可能なため、がんのなかでは比較的性格の良いがんとされています。米国ではすでに大腸がんは減少してきています。医療が進歩した今もなお、多くの方が大腸がんで命を落としている日本の現状は、大変もったいないことなのです。

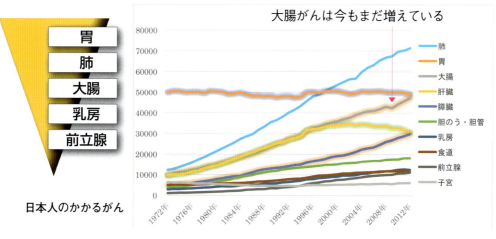

3. 大腸がんのなりやすさは

　大腸腺腫のある人や、家族に大腸がんの人がいる場合は、大腸がんになりやすいといえます。

　また肥満や、肉食、飲酒、喫煙も、大腸がんのリスクとなります。

　反対に、内視鏡による大腸腺腫の切除や運動で、大腸がんのリスクを減らすことができます。野菜・果物の摂取も良いといわれています。血液をサラサラにする薬であるアスピリンにも、大腸がんを予防する効果があります

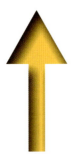

大腸がんになりやすい
- 大腸腺腫がある
- 大腸がんの家族がいる
- 肥満
- 肉食
- 飲酒／喫煙

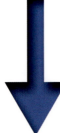

大腸がんになりにくい
- 大腸内視鏡をやっている
- 大腸腺腫の切除している
- 運動
- 野菜／果物の摂取
- アスピリンの服用

大腸がんはどのように発生するか

大腸がんの発生経路は、次の3通りが考えられます。
① 「腺腫が、がん化する」
② 「正常粘膜が、がん化する」
③ 「SSA/Pが、がん化する」

この中で主要な大腸がんの発生経路は、① 「腺腫が、がん化する」です。

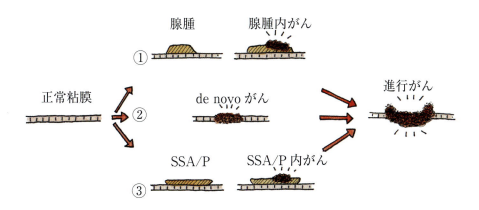

9 大腸がん

① Adenoma-carcinoma sequence とは

　良性の腫瘍（増殖能力を持つしこり）である腺腫（adenoma）が、がん化してがん（carcinoma）になることを adenoma-carcinoma sequence と呼びます。

　「腺腫が、がん化して発生する」この経路が、大腸がん発生のメインルートと考えられています。

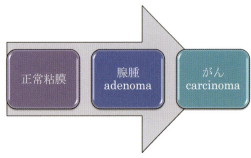

② de novo がんとは

　"de novo（デノボ）" とは「初めから」「新たに」、"from the new" という意味のラテン語です。

　正常粘膜から、腺腫を経ず、「初めから」「新たに」大腸がんが発生するのが「de novo がん」です。

　de novo がんは、小さくても悪性度が高いことがあります。

　頻度はあまり高くありません。

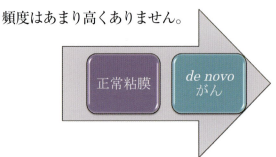

③ SSA/P とは

　SSA/P とは sessile serrated adenoma/polyp のことで、訳すと無茎性鋸歯状腺腫/ポリープとなります。平坦で、顕微鏡で見ると鋸（のこぎり）状のギザギザした粘膜の構造があり、「通常の腺腫とは異なる」ポリープをさします。

　右側結腸（盲腸から横行結腸）にでき、粘液を有するのが特徴です。遺伝子異常が関与しているのも、特徴とされています。

　内視鏡での所見も、顕微鏡での所見も、「通常の過形成性ポリープ」や「通常の鋸歯状腺腫」と似ていますが、非なるものです。

　この SSA/P は、がん化することがあり、それが第3の大腸がん発生の経路と考えられています。

　SSA/P は内視鏡で発見された際に、切除するのが好ましいといえます。

　SSA/P からのがん発生は、それほど多くはありません。

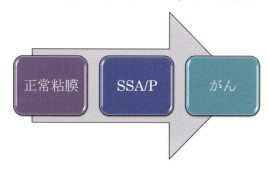

9 大腸がん

食べ物・運動は関係あるか

　牛肉・豚肉やハム・ソーセージなどの加工肉の摂取、飲酒、喫煙などが関係しています。

　大腸がんのリスクは、繰り返しますが、運動をすることによって減らすことができます。また、野菜・果物の摂取も良いといわれています。

　コーヒーを一日3杯以上飲む女性は、大腸がんになる率が低いことが分かっています。

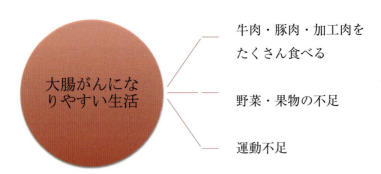

家族歴のある人は大腸がんになりやすいか

　大腸がんの「家族歴のある人」は、「家族歴のない人」に比べて2～3倍大腸がんになりやすいことが分かっています。
　「大腸がんの35％は遺伝的因子が関与しており」、「大腸がんの5％が、遺伝性の大腸がんである」と推測されています。
　家族に大腸がんのいる方は、若い頃（30歳頃）から大腸内視鏡を受けると良いでしょう。

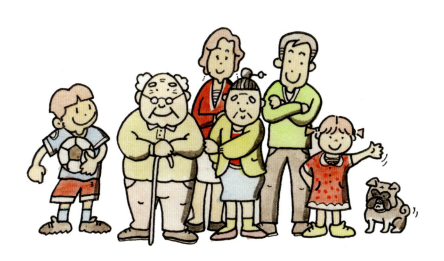

4. 大腸がんの症状は

大腸がんの症状としては、次のものを挙げることができます。

便異常として
- 血便、便秘と下痢の繰り返し、便が細くなる、残便感

腹部を中心とした症状として
- 腹部膨満感／腸閉塞症状、腹痛、腹部のしこり

出血による症状として
- 血便、貧血

全身症状として
- 体重減少、腹水

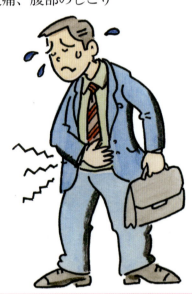

早期大腸がんの症状は

　早期の大腸がんは、症状が出ることはまずありません。
　がんが大きくなり進行すると、便に異常がおきたり、出血による症状が出てきたりします。
　症状のある方の大腸がんは、ほとんどが進行がんです。

5. 大腸がんの発見方法

大腸がんを発見する方法は次のものがあります。
　大腸内視鏡
　便潜血検査
　バリウム
　CT コロノグラフィー
　大腸カプセル内視鏡
それぞれ長所短所があります。

　大腸がんの発見には、大腸内視鏡と便潜血検査を適切に組み合わせるのがベストです。

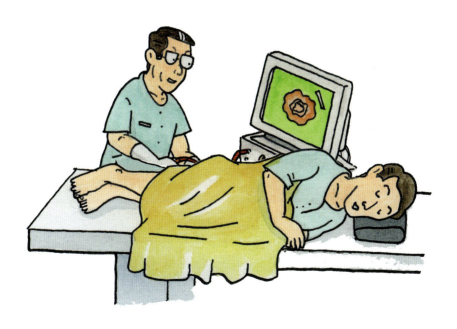

9 大腸がん

大腸内視鏡は何が素晴らしいか

　大腸がんの検査の中で「大腸がんを最も確実に早期発見する」方法は大腸内視鏡です。

　また、検査の際に大腸ポリープ（早期大腸がんを含む）を切除して「治療することができる」のも大腸内視鏡のみです。

　さらに、「大腸がんを予防できる」唯一の検査も大腸内視鏡です。

大腸内視鏡		
	大腸がんの早期発見	大腸がん検査の中で最も確実
	早期大腸がんの治療	大腸がん検査の中で唯一可能
	大腸がんの予防	大腸がん検査の中で唯一可能

①スクリーニング大腸内視鏡は大腸がんを予防するか

　大腸内視鏡は、もともとは血便が出た際や便検査で異常が出た際などに、精密検査として行われていました。

　近年では、米国を中心に、「スクリーニング大腸内視鏡」（＝無症状の人が検診目的で大腸内視鏡を受けること）が行われています。

　「スクリーニング大腸内視鏡」については、1回でも受ければ、大腸がんを半数近く予防し、大腸がんでなくなる方を3分の1に減らす効果があることが証明されています。

　以下に2013年にNisiharaらによって米国よりNew England Journal of Medicineに報告された大規模な研究結果を示します。

　スクリーニング大腸内視鏡は受けるべきなのです。

「大腸がんの発生」は、スクリーニング大腸内視鏡を受けていない人に比べ、受けた人でポリープがなかった人は0.4倍、ポリープを切除した人は0.6倍と低かった。

「大腸がんでなくなる確率」は、大腸内視鏡を受けてない人に比べ、受けた人は1/3倍と低かった。

New England Journal of Medicine

9 大腸がん

②大腸内視鏡はよいことばかりか

　大腸内視鏡検査は、もちろん良いことばかりではありません。

　検査には前処置が必要ですし、苦痛が伴う場合があります。時間とコストもかかりますし、まれにですが、腸が損傷するなどの重大な合併症が起きることもあります。

　また全てのポリープを、見逃しなく見つけることができるわけではありません。

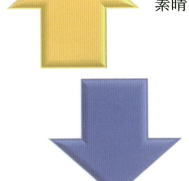

素晴らしい

良いことばかりではない
　・前処置が必要
　・苦痛が伴う場合がある
　・時間とコストがかかる
　・重大な合併症がある
　・見逃しがある

③大腸内視鏡の前処置は苦痛か

　大腸内視鏡の前処置は、下剤を服用して腸をきれいにします。下剤の量は約2リットルと大量です。個人差はありますが、「まずくて飲めない」「吐き気がする」など訴える方がいます。

　大腸内視鏡の検査自体は、セデーションを行うことで、苦痛少なく受けることが可能になってきましたが、前処置の苦痛は解決しておりません。

④大腸内視鏡の前処置の工夫は

　大腸内視鏡は、高い精度が求められています。それには、きちんとした前処置が不可欠です。

　事前に食事の調整を行う、事前に下剤を服用しておくなどの工夫も必要です。

　特に、腹部膨満感や便秘がある方、糖尿病の方、精神安定剤や血液サラサラの薬を服用している方は、前処置の方法について、事前に医療機関と相談しておく必要があります。

⑤大腸内視鏡に見逃しはないか

　大腸内視鏡にはわずかではありますが、大腸がんの見逃しがあります。

　両側の大腸の屈曲部やＳ状結腸、直腸等、ひだに隠れてしまう部分が、よくある見逃しの部位です。

　見逃し率は、医師により違うことが分かっています。これは大腸内視鏡の精度を表す指標ともなっています。

　そして、この内視鏡の欠点を補うのが便潜血検査です。毎年内視鏡をやるのは大変ですので、内視鏡をやらない年には便潜血検査をして、組み合わせてやっていくとよいでしょう。

9　大腸がん

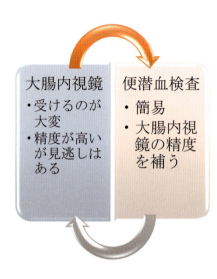

⑥適切な内視鏡フォロー間隔は

　大腸内視鏡のフォロー間隔は、年齢、大腸内視鏡の所見（ポリープの数やタイプ、ポリープ残存の有無）、大腸がんの既往歴、家族歴など、大腸がんのリスクにより、ケースバイケースで考えるとよいでしょう。

　また、大腸内視鏡をやらない年は、便潜血検査を受けることをお勧めします。

　切除すべきポリープが残存している、あるいはその可能性がある場合や、大腸がんを切除した直後は、1年以内という短い間隔で行うのが望ましいでしょう。

　大腸内視鏡検査の際、腺腫が発見され、すべて切除した場合は、3年以内にフォローすることが、ガイドラインでも推奨されています。

　腺腫が発見されなかった場合は、3～5年のフォローでよいでしょう。

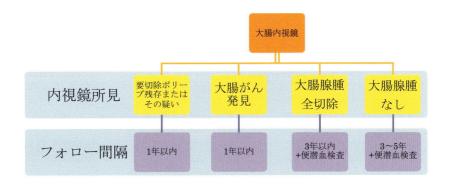

便潜血検査は有用か

　便潜血検査は大変有用な検査です。

　便潜血検査は、便に混じる目に見えない出血を調べる検査です。2回を1セットとして行うのが一般的です。

　「体に負担がなく、食事制限がなく、安価である」というのが大きなメリットです。

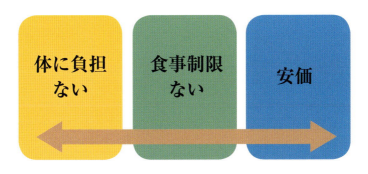

9 大腸がん

①便潜血検査は、命を落とす危険を減らすことができるか

　便潜血検査を毎年受けると、大腸がんで命を落とす危険性を32％も減らすことができると、報告されています。1年おきの検査であっても、22％減らすことができます。

　便潜血検査で大腸がんの診断に至った人のほとんどは、大腸内視鏡を受けて、大腸がんと診断されています。よって、便潜血検査で大腸がんでなくならずに済んだ人は、大腸内視鏡による恩恵も受けているのです。

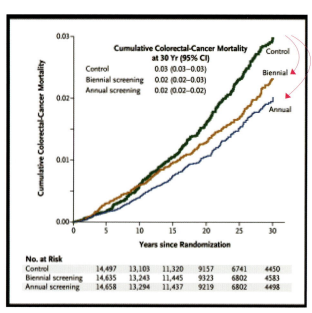

　1年毎の便潜血検査で大腸がんでなくなる人が32％減る。

　2年毎で大腸がんでなくなる人が22％減る。

New England Journal of Medicine

②大腸内視鏡との比較

「進行大腸がんの発見率」は、便潜血検査と大腸内視鏡では、同率です。それ程、便潜血検査は有用なのです。しかし、早期がんと腺腫を含む「腫瘍の発見率」は、大腸内視鏡は、便潜血検査の5倍です。

大腸がんを早期に、できればがんになる前に発見し、大腸がんを予防したい人は、大腸内視鏡を受ける方が良いということになります。

「進行大腸がんの発見率」は便潜血検査と大腸内視鏡は同じ

Colorectal Lesion	Colonoscopy (N=26,703)		FIT (N=26,599)		Odds Ratio (95% CI)†	P Value
	Subjects no.	Rate %	Subjects no.	Rate %		
Cancer	30	0.1	33	0.1	0.99 (0.61–1.64)	0.99
Advanced adenoma‡	514	1.9	231	0.9	2.30 (1.97–2.69)	<0.001
Advanced neoplasia§	544	2.0	264	1.0	2.14 (1.85–2.49)	<0.001
Nonadvanced adenoma	1109	4.2	119	0.4	9.80 (8.10–11.85)	<0.001
Any neoplasia	1653	6.2	383	1.4	4.67 (4.17–5.24)	<0.001

Table 1. Diagnostic Yield of Colonoscopy and Fecal Immunochemical Testing (FIT), According to the Intention-to-Screen Analysis.*

* The diagnostic yield was calculated as the number of subjects with true positive results divided by the number of subjects who were eligible to undergo testing. Subjects were classified according to the most advanced lesion.
† Odds ratios were adjusted for age, sex, and participating center. CI denotes confidence interval.
‡ Advanced adenoma was defined as an adenoma measuring 10 mm or more in diameter, with villous architecture (>25%), high-grade dysplasia, or intramucosal carcinoma.
§ Advanced neoplasia was defined as advanced adenoma or cancer.

New England Journal of Medicine

「腫瘍発見率」は大腸内視鏡が5倍高い

③便潜血検査が陽性の場合に大腸がんの確率は

　便潜血検査が陽性となる確率は、7％だといわれています。

　便潜血検査が陽性のうち、3％が大腸がんと診断されています。そして、その半数が早期がんですので、症状が出てから発見された大腸がんと比べると、早期がんが比較的多いといえます。

　便潜血検査陽性の原因として、最も多いのが痔です。

④便潜血検査の精度は

　「進行大腸がん」を発見する精度は、1回の便潜血検査で80％といわれています。2回法で行いますと、90％以上になるので、十分に高い精度であるといえます。

　しかし、「早期大腸がん」を発見する精度は、1回の便潜血検査で30％ほどです。2回法で行いますと、50％ほどです。つまり半分の早期がんは、見逃されているということになります。

　早期がんに対しての精度は、内視鏡に比べると不十分と考えておいたほうがよいでしょう。

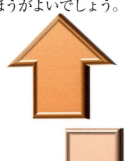

進行大腸がん
・90％以上
・高い精度

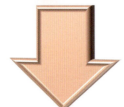

早期大腸がん
・50％
・精度は不十分

⑤便潜血検査が1回だけ陽性の時は、内視鏡は必要か

便潜血検査法は、通常2回行います。1回だけ陰性のときも、内視鏡は必要です。1回目の便潜血検査が陽性のときに、もう一度、便潜血検査をやることは、お勧めできません。

カプセル内視鏡は有用か

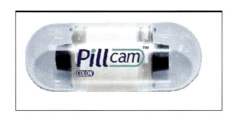

カプセル内視鏡とは、2〜3cm程のカプセルを口から飲み、カプセルに内蔵されたカメラで撮影し、その画像を体に付けたレコーダーで受信し、解析するという検査です。カプセルは排便時に、体外に排出されます。

カプセル内視鏡には、小腸用と大腸用があります。小腸は体の深い部分に存在し、もともと検査が困難で、バルーン内視鏡という特殊な内視鏡でしか、観察できませんでした。それが、小腸カプセル内視鏡の登場により、比較的容易に検査を受けることができるようになりました。消化管出血の原因が胃内視鏡、大腸内視鏡を行っても不明な時には、検査を行うことがあります。

大腸用カプセル内視鏡の課題は、大量の下剤を飲む必要があることでしょう。また、この前処置がうまくいかないと、検査の精度が落ちてしまいます。大腸用カプセル内視鏡は、通常の大腸内視鏡と比較しますと、診断能力は劣りますが、6mm以上のポリープは

9 大腸がん

大腸内視鏡の6割、進行がんについては7割程度は検出できたと報告されています。

ポリープが見つかったとき、結局内視鏡を受けなくてはなりませんが、今後の成長に期待しましょう。

Table 2. The Prevalence of Lesions Detected by Colonoscopy in the 320 Patients in the Accuracy Analysis, and the Sensitivity and Specificity of Capsule Endoscopy for the Detection of These Lesions.

Variable	Colonoscopy* Prevalence no. of patients (%)	Capsule Endoscopy† Sensitivity % (95% CI)	Specificity % (95% CI)
Polyp			
Any size	212 (66.2)	72 (66–75)	78 (71–84)
<6 mm	188 (58.8)	61 (57–64)	82 (76–87)
≥6 mm	87 (27.2)	64 (59–72)	84 (81–87)
≥10 mm	50 (15.6)	60 (51–66)	98 (96–99)
Adenoma			
≥6 mm	71 (22.2)	68 (58–76)	82 (79–84)
≥10 mm	45 (14.1)	64 (54–72)	97 (96–99)
Advanced adenoma‡			
Any size	52 (16.2)	85 (73–93)	50 (48–51)§
≥6 mm	49 (15.3)	73 (61–83)	79 (77–81)
≥10 mm	45 (14.1)	64 (54–72)	97 (96–99)
Colorectal cancer¶	19 (5.9)	74 (52–88)	74 (72–75)

* Patients could be included in more than one size category.
† Per-patient data are listed. Colonoscopy was the standard criterion.
‡ Advanced adenoma was defined as an adenoma 1 cm or larger or an adenoma with villous features or high-grade dysplasia.
§ A high prevalence of polyps less than 6 mm in size, combined with a low likelihood of histologic features of advanced adenoma, decreased the specificity.
¶ All colorectal cancers were 6 mm or larger (19 were ≥6 mm, and 18 of these were ≥10 mm).

6mm以上のポリープの検出率は6割

進行がんの検出率は7割

New England Jounal of Medicine

CT コロノグラフィーは有用か

　先日、オバマ大統領がCTコロノグラフィーを受けたと報道されました。CTコロノグラフィーとは、下剤を服用し、腸をきれいにしてから、お尻から二酸化炭素を送気し、CTで大腸を撮影し、3D画像を構築し、診断する検査です。

　CTは、機器の進歩が目覚ましい分野で、画質が非常に良くなったため、3D画像もきれいに構築できるようになりました。放射線の被ばく量も、新機種であれば減ってきています。

　CTコロノグラフィーは、大腸がんがあった時には、リンパ節への転移の状況なども、詳細に観察できるメリットがあります。

　10mm以上のポリープの診断は、ほぼ大腸内視鏡と変わらないのですが、扁平なポリープは診断が難しいと報告されています。ポリープが発見された際は、結局内視鏡検を受けなくてはならないのですが、これからの発展が楽しみな検査法です。

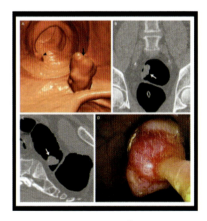

New England Jounal of Medicine

6. 大腸がんの治療法は

内視鏡による手術が可能な大腸がんは

　リンパ節転移の可能性がほとんどないがんが、内視鏡手術可能ながんです。具体的には、粘膜内と粘膜下層の浅い層にとどまるがんが適応です。

　粘膜下層の深い層にがんが浸潤すると、リンパ節転移の確率が10％程となります。この場合、この10％の転移の確率のために外科手術を、追加で行うことが多くあります。

　なるべく内視鏡手術が可能な状況で発見したいと願っています。

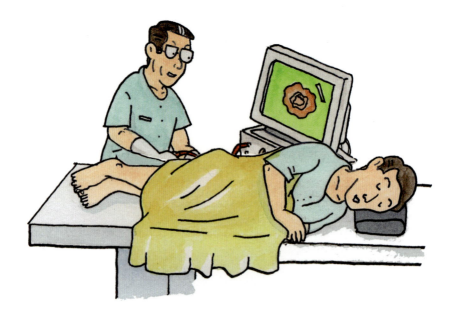

内視鏡手術を選択できない場合は

　大腸がんがもう少し進行している場合は、腹腔鏡下手術等、外科手術の適用となります。胃がんと同様です。

　腹腔鏡手術は、お腹の壁に4、5か所の穴を開け、そこから腹腔鏡や鉗子を挿入し、手術を行います。開腹手術と比べると体に負担の少ない手術です。

　腹腔鏡手術は、内視鏡手術と違い、お腹に傷がつきますが、リンパ節の郭清が可能となります。

　以前は、さらに進行していると開腹手術という具合でしたが、最近は多くの大腸がんが腹腔鏡下手術で治療できるようになっています。2～3週間程度の入院が必要となります。

　さらに進行していると、抗がん剤が必要となることがあります。早期に発見する大切さが分かります。直腸がんは外科手術の前に、病変を小さくすることを目的に、放射線治療を行うことがあります。

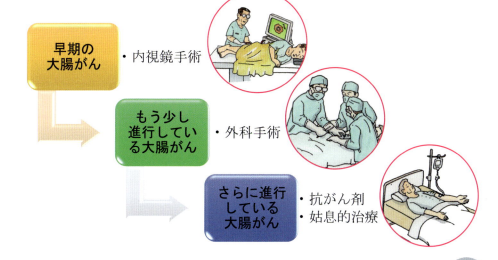

10

大腸がんと大腸ポリープと大腸内視鏡

1. 大腸ポリープは切除が必要か

　胃のポリープは「切除しないでよいポリープ」がほとんどですが、大腸には「切除した方がよいポリープ」と「切除しないでよいポリープ」があり、「切除した方がよいポリープ」が少なくありません。

「切除した方がよいポリープ」とは

大腸のポリープには、おもに次の種類があります。
　がん
　腺腫
　SSA/P
　過形成性ポリープ

若年性ポリープ
　炎症性ポリープ
　この中で「切除した方がよいポリープ」はがんと腺腫とSSA/Pです。
　「切除しないでよいポリープ」の代表は過形成性ポリープです。

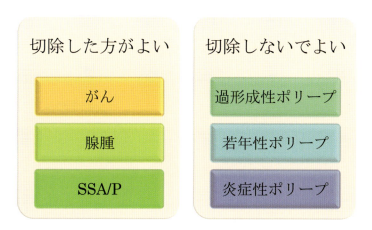

①過形成性ポリープとは
　大腸内視鏡の際に、腺腫と共によく発見されるポリープが、過形成性ポリープです。
　通常の過形成性ポリープは、内視鏡では白っぽい扁平なポリープとして発見されます。
　がん化はしないため切除は不要ですが、1cm以上と大きな場合や、SSA/Pとの見分けが困難な場合は、切除されることがあります。
　S状結腸から直腸に多発する傾向があります。

10 大腸がんと大腸ポリープと大腸内視鏡

なぜ大腸ポリープを切除するのか

　大腸腺腫性ポリープを切除すると、大腸がんの発生を8〜9割減らすことができると、1993年に New England Journal of Medicine より報告されました（p163グラフ）。大腸腺腫性ポリープを切除することで、大腸がんを予防できることが証明されたのです。

　大腸ポリープを切除するのは、大腸がんを予防するためなのです。

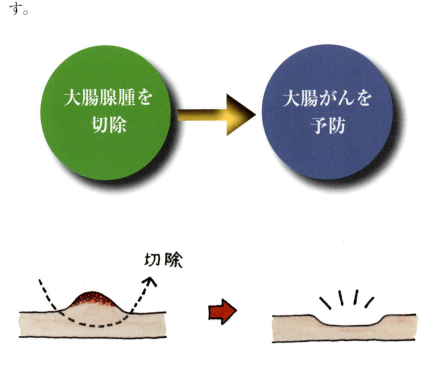

①大腸腺腫の切除は大腸がんを予防する

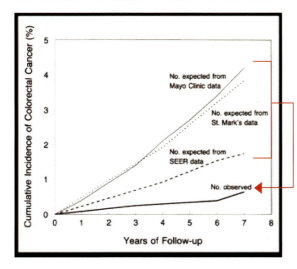

大腸腺腫を切除した人は、大腸がんの発生が大幅に減った

New England Journal of Medicine

　腺腫の切除が大腸がんを8～9割予防するというこの報告は、adenoma-carcinoma sequence（腺腫が、がん化して大腸がんが発生する経路）が、大腸がん発生のメインルートであることを示唆しています。

　予防できなかった大腸がんは、「内視鏡の際の見逃しがん」や「de novo がん」、「SSA/P からのがん」だと考えられます。

10 大腸がんと大腸ポリープと大腸内視鏡

②大腸腺腫の切除は、大腸がんから命を救う

　腺腫の切除が大腸がんを8〜9割予防すると報告され、約20年経った2012年に、大腸腺腫性ポリープを切除すると大腸がんでなくなる方が半分以下に減ったと、New England Journal of Medicineに報告されました（p165グラフ）。

　大腸腺腫を切除することは「大腸がんを予防するだけではなく、命も救う」という結果が出たのです。

　大腸内視鏡を受けて腺腫を見逃しなく発見し、それを切除することが大変大切であると、改めて認識されました。

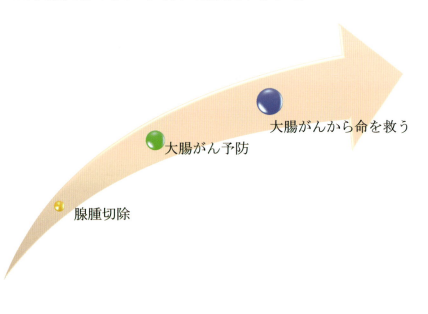

大腸腺腫を切除するとなくなる人が半分以下になった。

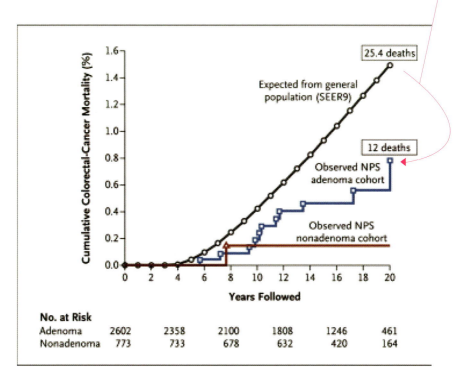

New England Journal of Medicine

10 大腸がんと大腸ポリープと大腸内視鏡

日帰りでどこまで大腸ポリープ切除が可能か

　日帰りで内視鏡大腸ポリープ切除を行う場合、比較的危険の少ない手技に限られます。

　日帰りでできる大腸ポリープ切除としては、次のものがあげられます。
　　小さいポリープ
　　浸潤が浅いポリープ
　　少数のポリープ
　　切除しやすい部位にあるポリープ

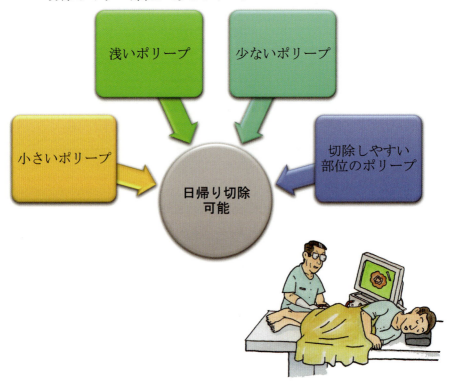

大腸ポリープ切除の合併症は

内視鏡の際、大腸ポリープを切除をすると、合併症が起きることがあります。

その中で最も重要視されているのが、出血です。大腸ポリープ切除後には、約1%の確率で起きます。

手術をして2、3日後、1週間以内に起きることが多いです。

便意を催しトイレで用を足すと、便ではなく出血が出るといった具合で、便器が真っ赤になってしまうぐらい出血します。

ポリープは通電して切り取ることが多く、その際に生じたやけどが血管を損傷し、出血を起こします。大きなポリープ、茎のあるタイプ、直腸など血流の豊富な部位に多いと報告されています。

出血してしまった際には、もう一度内視鏡を受ける必要があります。出血については、クリップを用い止血します。

出血を起こさない工夫として、術後の食事・飲酒・運動制限や、必要のない手術を行わないことが大事と考えています。

ポリープ切除の合併症
出血が重要
止血術を要する
術後の食事・飲酒・運動制限
必要のない手術を行わない

10 大腸がんと大腸ポリープと大腸内視鏡

コールド・ポリペクトミーとは

　コールド・ポリペクトミーとは、内視鏡の際の大腸ポリープ切除を、通電せずに行うことです。Hot biopsy という手技がありまして、これはポリープを生検鉗子でつまみ、通電して焼き取るやり方をさします。「hot」に対し通電しないので切除するのが「cold」ということなのです。

　米国を中心に普及しており、今、世界の学会ではコールド・ポリペクトミー（cold polypectomy）の話題が「hot」です。

　コールド・ポリペクトミーは、小さなポリープが対象で、がんに対しては、原則的に行いません。

　メリットは、出血が少ないことです。デメリットは、ポリープの取り残しがあることや、回収が困難なことが挙げられます。

　今後、安全が確実となれば、日本でも普及するでしょう。

コールドポリペクトミーとは
・通電せずポリープ切除すること

対象
・小さいポリープ
・がんでないポリープ

メリット
・出血が少ない

デメリット
・ポリープの取り残しがある
・ポリープの回収が困難

2. 精度の高い大腸内視鏡とは

受けたい大腸内視鏡とは、精度の高い大腸内視鏡です。
ここでは、精度の高い大腸内視鏡について説明します。

大腸がんの見逃しが少ない内視鏡とは

「大腸腺腫の発見率が高い内視鏡は、大腸がんの見逃しが少ない」と 2010 年に New England Journal of Medicine より報告されました（p170 グラフ）。

大腸腺腫は一般的に大腸がんより小さな病変です。この腺腫を高率に見つけている医師は、大腸がんの見逃し（interval cancer）が少なかったというものです。

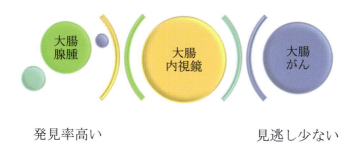

発見率高い　　　　　　　　見逃し少ない

10 大腸がんと大腸ポリープと大腸内視鏡

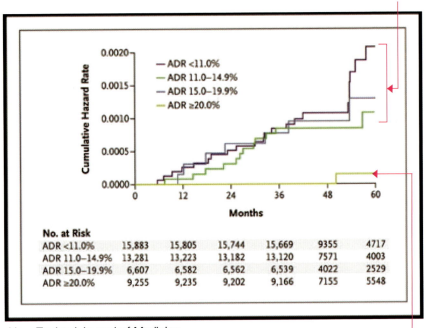

New England Journal of Medicine

大腸腺腫発見率の高い医師は「大腸がんの見逃し」が少なかった。

①大腸腺腫の発見率が高い内視鏡は精度が高い

　これは至極当然の話なのですが、この報告を契機に、大腸腺腫発見率（ADR：adenoma detection rate）は、大腸内視鏡の精度の指標として用いられるようになりました。つまり、「大腸腺腫の発見率が高い内視鏡は精度が高い」と考えることが一般的になったのです。

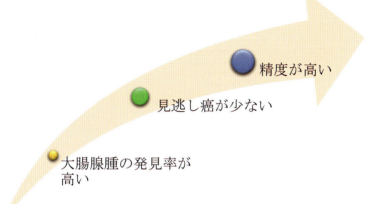

②大腸腺腫の高発見率は、命を救っているか

　さらに、2014年には大腸腺腫発見率の高い医師は、見逃しがんが少ないだけでなく、大腸がんによってなくなる人を減らすことが報告されました（p172グラフ）。

　「大腸腺腫の発見率が高い内視鏡は、大腸がんからより多くの命を救っている」ということです。

　患者の立場からすると、ADRの高い医師の検査を受けることが大切であり、医師の立場からすると、ADRの向上に向けた教育システムが必要ということになります。

10 大腸がんと大腸ポリープと大腸内視鏡

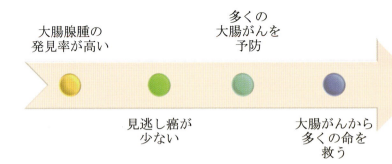

ADRの高い医師は、大腸がんの見逃しが少ない（0.5倍）

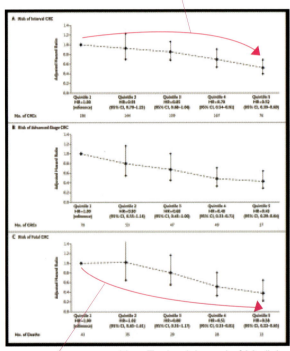

New England Journal of Medicine

ADRの高い医師は低い医師よりも
大腸がんでなくなるリスクが少ない（0.4倍）

③年齢別の大腸腺腫発見率は

　私共の施設で、大腸腺腫発見率（ADR）を解析しましたところ、年齢が増えるとともにADRが上昇しており、大腸腺腫が増える傾向があることも、分かりました。

　40歳や50歳といった節目の年には、スクリーニング大腸内視鏡検査が有用と考えます。

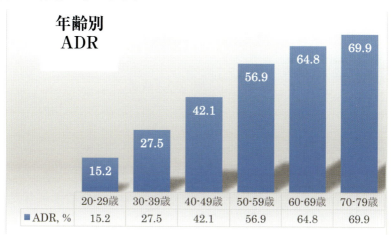

挿入と観察はどちらが大切か

　大腸内視鏡の観察時間に6分以上かけると、それより短い場合よりも、大腸腺腫の発見数が多いということが、2006年にNew England Journal of Medicineに報告されました（p174グラフ）。

　大腸内視鏡は、まず盲腸までスコープを挿入し、それから観察をしながら抜いてくる方法が一般的です。スコープを盲腸まで挿入する手技が困難なため、胃内視鏡に比べ難易度が高いのです。そして、この挿入にかかる時間が短い医師ほど、検査が上手といわ

10 大腸がんと大腸ポリープと大腸内視鏡

れております。

しかし、この報告にあるように、「本当に大切なのは、時間をかけ丁寧に観察すること」なのです。観察に十分な時間をかけられるという意味で、挿入時間は短いほど良いのです。

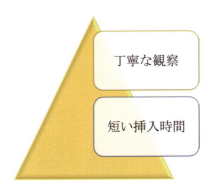

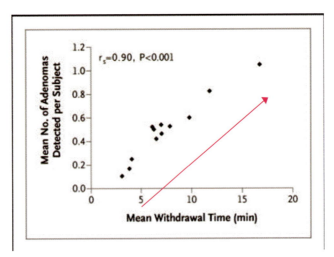

New England Journal of Medicine

観察に時間をかけられるほど腺腫が多く発見された

全結腸色素内視鏡は精度を上げるか

　インジゴカルミンという色素を大腸全体にまく大腸内視鏡を、「全結腸色素内視鏡」といいます。「全結腸色素内視鏡」は、大腸腺腫の発見率（ADR）を向上させると、2011年に報告されました。
　私どもの施設でも「色素内視鏡」を行っておりますが、扁平型の腺腫の発見率が向上しました。腺腫の中でも扁平型のものは、がん化のリスクが高いと分かっていますので、「色素内視鏡」は大変有用な検査法の一つです。

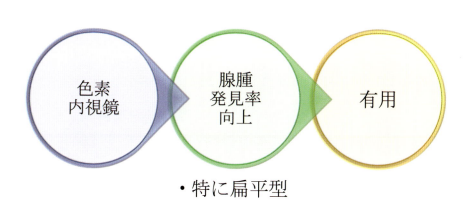

・特に扁平型

Optical biopsy とは

　Optical は「光の、光学的、視覚の」、biopsy は「生検（組織を採取すること）」という意味です。Optical biopsy とは「光学的生検」という意味になります。Optical diagnosis「光学的診断」も同じような意味で用いられます。

　内視鏡で病変を診断するには、通常、生検（組織採取）を行います。Optical biopsy では、生検を行わず、内視鏡だけで診断することを意味します。「鉗子で生検する」のではなく、「目で生検する」といったところでしょうか。

　具体的には NBI や拡大機能、色素法といった観察法を用いることにより、内視鏡診断を行うことをさしています。

　内視鏡の画質が向上し、さまざまな観察方法を用いることにより、内視鏡診断がより、正確になりました。そのため、optical biopsy も可能になっているのです。

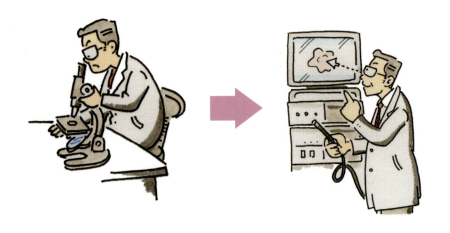

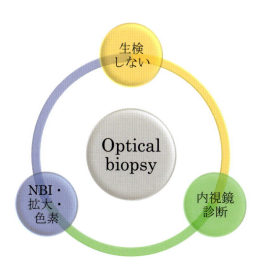

① Resect and DISCARD とは

さらに一歩進み、Resect and DISCARD と言われ、「切除した病変を捨てて、病理診断しない」という方法も、海外では行われております。

コストと時間を節約するのが目的です。

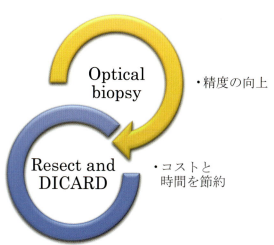

参考文献

P22

1. Biological agents. Volume 100 B. A review of human carcinogens. IARC Monogr Eval Carcinog Risks Hum, 2012. 100(Pt B): p. 1-441.
2. Key, T.J., et al., The effect of diet on risk of cancer. Lancet, 2002. 360(9336): p. 861-8.

P24

3. Lichtenstein, P., et al., Environmental and heritable factors in the causation of cancer--analyses of cohorts of twins from Sweden, Denmark, and Finland. N Engl J Med, 2000. 343(2): p. 78-85.

P26

4. Ogawa, H., I. Kato, and S. Tominaga, Family history of cancer among cancer patients. Jpn J Cancer Res, 1985. 76(2): p. 113-8.
5. Fuchs, C.S., et al., A prospective study of family history and the risk of colorectal cancer. N Engl J Med, 1994. 331(25): p. 1669-74.
6. Yatsuya, H., et al., Family history and the risk of stomach cancer death in Japan: differences by age and gender. Int J Cancer, 2002. 97(5): p. 688-94.
7. Sepulveda, A., et al., Histological patterns of gastritis in H. pylori-infected individuals with a family history of gastric cancer. Am J Gastroenterol, 2002. 97(6): p. 1365-70.

P30

8. Thun, M.J., M.M. Namboodiri, and C.W. Heath, Jr., Aspirin use and reduced risk of fatal colon cancer. N Engl J Med, 1991. 325(23): p. 1593-6.

9. Wang, W.H., et al., Non-steroidal anti-inflammatory drug use and the risk of gastric cancer: a systematic review and meta-analysis. J Natl Cancer Inst, 2003. 95(23): p. 1784-91.

P36

10. 国立がん研究センターがん対策情報センター：がん情報サービス. http://ganjoho.jp/public/statistics/pub/short_pred.html

P43

11. Bell, G.D., et al., Recommendations for standards of sedation and patient monitoring during gastrointestinal endoscopy. Gut, 1991. 32(7): p. 823-7.

12. Bannert, C., et al., Sedation in screening colonoscopy: impact on quality indicators and complications. Am J Gastroenterol, 2012. 107(12): p. 1837-48.

13. 小原. 内視鏡診療における鎮静に関するガイドライン. 日本消化器内視鏡学会雑誌. 2013.

P56

14. Key, T.J., et al., The effect of diet on risk of cancer. Lancet, 2002. 360(9336): p. 861-8.

15. Yokoyama, A., et al., Cancer screening of upper aerodigestive tract in Japanese alcoholics with reference to drinking and smoking habits and aldehyde dehydrogenase-2 genotype. Int J Cancer, 1996. 68(3): p. 313-6.

P57

16. Takenaka, R., et al., Narrow-band imaging provides reliable screening for esophageal malignancy in patients with head and neck cancers. Am J Gastroenterol, 2009. 104(12): p. 2942-8.

17. Muto, M., et al., Early detection of superficial squamous cell

carcinoma in the head and neck region and esophagus by narrow band imaging: a multicenter randomized controlled trial. J Clin Oncol, 2010. 28(9): p. 1566-72.

P60

18. Key, T.J., et al., The effect of diet on risk of cancer. Lancet, 2002. 360(9336): p. 861-8.

19. Cui, R., et al., Functional variants in ADH1B and ALDH2 coupled with alcohol and smoking synergistically enhance esophageal cancer risk. Gastroenterology, 2009. 137(5): p. 1768-75.

P65

20. Cui, R., et al., Functional variants in ADH1B and ALDH2 coupled with alcohol and smoking synergistically enhance esophageal cancer risk. Gastroenterology, 2009. 137(5): p. 1768-75.

P67

21. Muto, M., et al., Early detection of superficial squamous cell carcinoma in the head and neck region and esophagus by narrow band imaging: a multicenter randomized controlled trial. J Clin Oncol, 2010. 28(9): p. 1566-72.

P68

22. 日本癌治療学会. がん診療ガイドライン. http://jsco-cpg.jp/guideline/09.html

P70

23. 日本消化器病学会. 患者さんと家族のための胃食道逆流症(GERD)ガイドブック. http://www.jsge.or.jp/citizen/kouza/pdf/01_gerd.pdf

P77

24. Armstrong, D., et al., The endoscopic assessment of esophagitis:

a progress report on observer agreement. Gastroenterology, 1996. 111(1): p. 85-92.

25. Lundell, L.R., et al., Endoscopic assessment of oesophagitis: clinical and functional correlates and further validation of the Los Angeles classification. Gut, 1999. 45(2): p. 172-80.

P78

26. Gerson, L.B., et al., A cost-effectiveness analysis of prescribing strategies in the management of gastroesophageal reflux disease. Am J Gastroenterol, 2000. 95(2): p. 395-407.

P79

27. 峯. 逆流性食道炎の治療. 治療学. 2003.

P80

28. Rodriguez, S., et al., Meal type affects heartburn severity. Dig Dis Sci, 1998. 43(3): p. 485-90.

P81

29. Lagergren, J., et al., Symptomatic gastroesophageal reflux as a risk factor for esophageal adenocarcinoma. N Engl J Med, 1999. 340(11): p. 825-31.

30. Spechler, S.J. and R.F. Souza, Barrett's esophagus. N Engl J Med, 2014. 371(9): p. 836-45.

P83

31. Spechler, S.J. and R.F. Souza, Barrett's esophagus. N Engl J Med, 2014. 371(9): p. 836-45.

P85

32. 田沼. Barrett食道・Barrett食道癌内視鏡診断がん. 臨牀消化器内科. 2008.

P89

33. Marshall, B.J. and Warren J.R., Unidentified curved bacilli on gastric epithelium in active chronic gastritis. Lancet, 1983. 1(8336): p. 1273-5.

34. Correa, P., Human gastric carcinogenesis: a multistep and multifactorial process--First American Cancer Society Award Lecture on Cancer Epidemiology and Prevention. Cancer Res, 1992. 52(24): p. 6735-40.

35. IARC Working Group on the Evaluation of Carcinogenic Risk to Humans. Infection with Helicobacter pylori. International Agency for Research on Cancer. 1994

36. Biological agents. Volume 100 B. A review of human carcinogens. IARC Monogr Eval Carcinog Risks Hum, 2012. 100(Pt B): p. 1-441.

37. Uemura, N., et al., Helicobacter pylori infection and the development of gastric cancer. N Engl J Med, 2001. 345(11): p. 784-9.

38. Herrero, R., J. Parsonnet, and E.R. Greenberg, JAMA, 2014. 312(12): p. 1197-8.

39. Torre, L.A., et al., Global cancer statistics, 2012. CA Cancer J Clin, 2015. 65(2): p. 87-108.

40. Graham, D.Y., Helicobacter pylori update: gastric cancer, reliable therapy, and possible benefits. Gastroenterology, 2015. 148(4): p. 719-31 e3.

P92

41. Holcombe, C., Helicobacter pylori: the African enigma. Gut, 1992. 33(4): p. 429-31.

42. Linz, B., et al., An African origin for the intimate association between humans and Helicobacter pylori. Nature, 2007. 445(7130): p.

915-8.

43. 山岡. Helicobacter pylori の病原性―どこまで解明されたか？日本消化器病学会雑誌. 2010

44. Herrero, R., J. Parsonnet, and E.R. Greenberg, JAMA, 2014. 312(12): p. 1197-8.

45. 畠山. ピロリ菌による胃癌発症の分子機構. 日本医師会雑誌. 2014.

P93

46. Parsonnet, J., et al., Risk for gastric cancer in people with CagA positive or CagA negative Helicobacter pylori infection. Gut, 1997. 40(3): p. 297-301.

P94

47. Marshall, B.J. and Warren J.R., Unidentified curved bacilli on gastric epithelium in active chronic gastritis. Lancet, 1983. 1(8336): p. 1273-5.

P102

48. Wu, C.Y., et al., Early Helicobacter pylori eradication decreases risk of gastric cancer in patients with peptic ulcer disease. Gastroenterology, 2009. 137(5): p. 1641-8 e1-2.

P105

49. Wong, B.C., et al., Helicobacter pylori eradication to prevent gastric cancer in a high-risk region of China: a randomized controlled trial. JAMA, 2004. 291(2): p. 187-94.

50. Kamada, T., et al., Clinical features of gastric cancer discovered after successful eradication of Helicobacter pylori: results from a 9-year prospective follow-up study in Japan. Aliment Pharmacol Ther, 2005. 21(9): p. 1121-6.

51. Take, S., et al., Baseline gastric mucosal atrophy is a risk factor associated with the development of gastric cancer after Helicobacter pylori eradication therapy in patients with peptic ulcer diseases. J Gastroenterol, 2007. 42 Suppl 17: p. 21-7.

52. Fukase, K., et al., Effect of eradication of Helicobacter pylori on incidence of metachronous gastric carcinoma after endoscopic resection of early gastric cancer: an open-label, randomised controlled trial. Lancet, 2008. 372(9636): p. 392-7.

53. Fuccio, L., et al., Meta-analysis: can Helicobacter pylori eradication treatment reduce the risk for gastric cancer? Ann Intern Med, 2009. 151(2): p. 121-8.

54. Ma, J.L., et al., Fifteen-year effects of Helicobacter pylori, garlic, and vitamin treatments on gastric cancer incidence and mortality. J Natl Cancer Inst, 2012. 104(6): p. 488-92.

55. Ford, A.C., et al., Helicobacter pylori eradication therapy to prevent gastric cancer in healthy asymptomatic infected individuals: systematic review and meta-analysis of randomised controlled trials. BMJ, 2014. 348: p. g3174.

56. Chen, H.N., et al., Helicobacter pylori eradication cannot reduce the risk of gastric cancer in patients with intestinal metaplasia and dysplasia: evidence from a meta-analysis. Gastric Cancer, 2015.

P106

57. 豊島. 除菌後1次胃癌発症率―年齢,性,除菌方法,胃萎縮程度別の検討―. 日本消化器内視鏡学会総会. 2014.

P108

58. Kamada, T., et al., Clinical features of gastric cancer discovered after successful eradication of Helicobacter pylori: results from a

9-year prospective follow-up study in Japan. Aliment Pharmacol Ther, 2005. 21(9): p. 1121-6.

59.　豊島. 患者にやさしい内視鏡―早期胃癌を見逃さない Sedation 下内視鏡の工夫―日本消化器関連学会週間. 2012.

P109

60.　豊島. Helicobacter pylori 除菌成功後に定期的サーベイランス内視鏡で診断された胃癌の特徴. 日本消化器関連学会週間. 2014.

P111

61.　国立がん研究センターがん対策情報センター：がん情報サービス. http://ganjoho.jp/public/statistics/pub/short_pred.html

P113

62.　Uemura, N., et al., Helicobacter pylori infection and the development of gastric cancer. N Engl J Med, 2001. 345(11): p. 784-9.

63.　Plummer, M., et al., Global burden of gastric cancer attributable to Helicobacter pylori. Int J Cancer, 2015. 136(2): p. 487-90.

P114

64.　Correa, P., Human gastric carcinogenesis: a multistep and multifactorial process--First American Cancer Society Award Lecture on Cancer Epidemiology and Prevention. Cancer Res, 1992. 52(24): p. 6735-40.

P115

65.　Graham, D.Y., Helicobacter pylori update: gastric cancer, reliable therapy, and possible benefits. Gastroenterology, 2015. 148(4): p. 719-31 e3.

66.　Fuchs, C.S. and R.J. Mayer, Gastric carcinoma. N Engl J Med, 1995. 333(1): p. 32-41.

67.　Watabe, H., et al., Predicting the development of gastric cancer from combining Helicobacter pylori antibodies and serum pepsinogen status: a prospective endoscopic cohort study. Gut, 2005. 54(6): p. 764-8.

68. Yamaji, Y., et al., High-risk population for gastric cancer development based on serum pepsinogen status and lifestyle factors. Helicobacter, 2009. 14(2): p. 81-6.

P116

69. Zanghieri, G., et al., Familial occurrence of gastric cancer in the 2-year experience of a population-based registry. Cancer, 1990. 66(9): p. 2047-51.

70. 豊島. H.pylori 感染胃炎における内視鏡的萎縮性胃炎と胃癌家族歴の関連. 日本消化器関連学会週間. 2014.

P118

71. Tanikawa, C., et al., A genome-wide association study identifies two susceptibility loci for duodenal ulcer in the Japanese population. Nat Genet, 2012. 44(4): p. 430-4, S1-2.

P124

72. Uemura, N., et al., Helicobacter pylori infection and the development of gastric cancer. N Engl J Med, 2001. 345(11): p. 784-9.

P126

73. 日本胃癌学会. 胃癌治療ガイドライン. http://www.jgca.jp/guideline/category2-c.html#H2-C_3

P132

74. Yoshida, T., et al., Cancer development based on chronic active gastritis and resulting gastric atrophy as assessed by serum levels of pepsinogen and Helicobacter pylori antibody titer. Int J Cancer, 2014. 134(6): p. 1445-57.

P135

75. Lynch, H.T., et al., Hereditary colorectal cancer. Semin Oncol, 1991. 18(4): p. 337-66.

P137

76. 国立がん研究センターがん対策情報センター：がん情報サービス．http://ganjoho.jp/public/statistics/pub/short_pred.html

P138

77. Kushi, L.H., et al., American Cancer Society Guidelines on nutrition and physical activity for cancer prevention: reducing the risk of cancer with healthy food choices and physical activity. CA Cancer J Clin, 2012. 62(1): p. 30-67.

P145

78. Lieberman, D.A., Clinical practice. Screening for colorectal cancer. N Engl J Med, 2009. 361(12): p. 1179-87.

P146

79. Nishihara, R., et al., Long-term colorectal-cancer incidence and mortality after lower endoscopy. N Engl J Med, 2013. 369(12): p. 1095-105.

P152

80. Shaukat, A., et al., Long-term mortality after screening for colorectal cancer. N Engl J Med, 2013. 369(12): p. 1106-14.

P153

81. Quintero, E., et al., Colonoscopy versus fecal immunochemical testing in colorectal-cancer screening. N Engl J Med, 2012. 366(8): p. 697-706.

P155

82. Van Gossum, A., et al., Capsule endoscopy versus colonoscopy

for the detection of polyps and cancer. N Engl J Med, 2009. 361(3): p. 264-70.

P157

83. Kim, D.H., et al., CT colonography versus colonoscopy for the detection of advanced neoplasia. N Engl J Med, 2007. 357(14): p. 1403-12.

84. Johnson, C.D., et al., Accuracy of CT colonography for detection of large adenomas and cancers. N Engl J Med, 2008. 359(12): p. 1207-17.

P158

85. 大腸癌研究会. 大腸癌治療ガイドライン. http://www.jsccr.jp/guideline/2010/particular.html#no1

P163

86. Winawer, S.J., et al., Prevention of colorectal cancer by colonoscopic polypectomy. The National Polyp Study Workgroup. N Engl J Med, 1993. 329(27): p. 1977-81.

P164

87. Zauber, A.G., et al., Colonoscopic polypectomy and long-term prevention of colorectal-cancer deaths. N Engl J Med, 2012. 366(8): p. 687-96.

P168

88. Tappero, G., et al., Cold snare excision of small colorectal polyps. Gastrointest Endosc, 1992. 38(3): p. 310-3.

89. Deenadayalu, V.P. and D.K. Rex, Colon polyp retrieval after cold snaring. Gastrointest Endosc, 2005. 62(2): p. 253-6.

P169

90. Kaminski, M.F., et al., Quality indicators for colonoscopy and

the risk of interval cancer. N Engl J Med, 2010. 362(19): p. 1795-803.

P171

91. Lee, T.J., et al., Colonoscopic factors associated with adenoma detection in a national colorectal cancer screening program. Endoscopy, 2014. 46(3): p. 203-11.

92. Corley, D.A., et al., Adenoma detection rate and risk of colorectal cancer and death. N Engl J Med, 2014. 370(14): p. 1298-306.

P173

93. Rex, D.K., et al., Colonic neoplasia in asymptomatic persons with negative fecal occult blood tests: influence of age, gender, and family history. Am J Gastroenterol, 1993. 88(6): p. 825-31.

94. Barclay, R.L., et al., Colonoscopic withdrawal times and adenoma detection during screening colonoscopy. N Engl J Med, 2006. 355(24): p. 2533-41.

95. Hata, K., et al., Impact of family history of gastric cancer on colorectal neoplasias in young Japanese. Colorectal Dis, 2013. 15(1): p. 42-6.

96. 豊島. 全結腸色素内視鏡法の腺腫発見率と実際の手技. 日本消化器関連学会週間. 2013.

P175

97. Pohl, J., et al., Pancolonic chromoendoscopy with indigo carmine versus standard colonoscopy for detection of neoplastic lesions: a randomised two-centre trial. Gut, 2011. 60(4): p. 485-90.

98. 吉田, 豊島. スクリーニング大腸内視鏡検査における全結腸色素内視鏡検査の有用性の検討. 日本消化器関連学会週間. 2014.

P176

99. Kaltenbach, T., et al., Real-time optical diagnosis for diminutive

colorectal polyps using narrow-band imaging: the VALID randomised clinical trial. Gut, 2014.

P177

100. Ignjatovic, A., et al., Optical diagnosis of small colorectal polyps at routine colonoscopy (Detect InSpect ChAracterise Resect and Discard; DISCARD trial): a prospective cohort study. Lancet Oncol, 2009. 10(12): p. 1171-8.

「食道/胃/大腸がんの早期発見・予防＆内視鏡」最前線

２０１６年１月１５日 初版第１刷発行

著　者　豊島 治

発行所　医学舎
　　　　郵便番号１７１－００４４　東京都豊島区千早３－３４－５
　　　　TEL&FAX ０３－３５５４－０９２４

発売所　星雲社
　　　　郵便番号１１２－００１２　東京都文京区大塚３－２１－１０
　　　　TEL ０３－３９４７－１０２１　FAX ０３－３９４７－１６１７

印　刷
製本所　モリモト印刷

@ Osamu Toyoshima

ISBN ９７８－４－４３４－２１０７９－２　C００７７